14歳の世渡り術

WORLDLY WISDOM FOR 14 YEARS OLD

いのちを救う災害時医療

森村尚登

河出書房新社

いのちを救う災害時医療　もくじ

第3章

災害時の医療とは

第4章

日常は災害だらけ

第5章

中学生のみなさんに、伝えておきたい大事なこと 181

はじめに

２０２０年東京オリンピック・パラリンピック開催までであと約30週。そんな時期にこれを書いている。

オリンピックは、マスギャザリングの一つである。マスギャザリングとは、「一定の期間、限られた地域において、同じ目的で集合した多人数の集団」のことを指し、日本語では『群衆』ないし『集団形成』と訳されていて、オリンピックや国体といった大規模な総合競技大会、市民参加型の大規模マラソン大会、コンサート、大規模花火大会などがこれにあたる。

もちろんその中で、オリンピック・パラリンピックは世界最大級のマスギャザリングである。

４年に一度の祭典をこの目で見ようと、国内外からそれは多くの人々が集う30日間がもうすぐやってくる。

見どころいっぱいのスポーツイベントであることは間違いないと思うが、開催中の救急医療や災害時の医療のことを思うと、気持ちが暗くなるのだ。

大変なことが起こるかもしれないからである。人が集まるということは、その地域の人口が一時的に増えるということである。それにつれて病気やケガをする人も増える。しかも夏まっさかりである。熱中症になる人が増えることは間違いない。加えて多くの外国人が訪れる。言葉、宗教、食事、習慣など診療にあたって多くの課題がある。

また人口密度が高まる、つまり「混む」ので、いっぺんに多くの人がケガをする可能性がある。大混雑する駅のプラットホームでの電車との接触や、歩道橋での「群衆なだれ」などなど。最悪のシナリオはテロである。１９７４年のミュンヘン、１９９６年のアトランタでは実際に起こっているのだ。

近年の国際情勢をみても決して対岸の火事とはいえず、とても頭が痛い。救急患者さんという需要（じゅよう）が医療対応能力という供給を大きく超える状態、つまり「医療にとっての災害」が起きる可能性があるのだ。

やらなければならないことがいっぱいある。しかし指をくわえて待っているわけにはいかない。やるしかない。ではどうするか。

*

こんなときに、課題を整理して効率よく解決するコツがあります。

本書はオリンピックや自然災害時の医療対応のマニュアルではありません。日々の危機管理のノウハウのヒントを得るための本です。

需要と供給のバランスが突然崩れて普段うまくいっていることが急にできなくなる状態、つまり「災害」と似た状態は日常的に存在しています。

「えっ聞いてないよー」っていうこと、よくありませんか？　突然、人が来ない、物がない、頼まれるなどなど。そんなとき、実は災害時の対応と同じアプローチが有効なのです。

焦らず、眉間にしわを寄せず、声を荒らげることもなく、恰好よく対応するコツを伝授したいと思います。さあ、どうぞページを開いてみてください。

第1章

東日本大震災が起こったとき

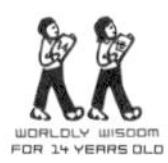

最大級の被害をもたらした東日本大震災

平成23年（2011年）3月11日14時46分、宮城県石巻市、牡鹿半島の東南東約130キロメートルの三陸沖を震源とする、マグニチュード9・0の地震[*1]（東北地方太平洋沖地震）が発生しました。

最も激しい揺れを記録した宮城県栗原市では震度7、宮城県、福島県、茨城県、栃木県で震度6強の揺れが観測され、遠く離れた鹿児島市や小笠原諸島でも震度1が観測されるほどの大きな地震でした。

この地震によって、太平洋沿岸では大きな津波が起こり、とくに宮城県気仙沼市では高さ13メートルを超え、岩手県宮古市から大船渡市、宮城県仙台市から福島県相馬市にかけての海岸でも10メートル近い高さの津波があったことが報告されています。

＊1　マグニチュード9.0の地震｜マグニチュードは地震のエネルギーの大きさを示す単位のこと（第2章でくわしく説明）。マグニチュード9.0は、日本の観測史上最大規模の地震。

この地震の規模は、明治以降に記録された国内の地震の中でも最大級であり、地震や津波による死者や行方不明者はあわせて2万人を超えました。多くの建物が壊れ、一般家屋だけでなく、石油コンビナートからも火災が発生。

交通網の機能もマヒしました。東北新幹線やJR東日本の在来線では、トンネル、駅、線路、変電設備などが大打撃を受け、東北地方ほぼ全域で電車の運行が停止しました。青森県八戸市から茨城県までの太平洋沿岸にある11カ所の重要な港は、津波による被害を受け、仙台空港の滑走路も、津波によって水があふれて使えなくなりました。

道路の被害も大きく、損壊[*2]したり、陥没したり、橋が落ちたりして、多くの高速道路や国道が通行止めになりました。

また、人々の生活に欠かせない電気・ガス・水道というライフライン[*3]への被害もとても大きなものでした。地震直後には、東北地方のほぼ全域、関東地方でも一部が停電し、ガスは仙台市では全面停止するなど、多くの地域で供給が停止。水道が止まる断水の被

＊2　**損壊**｜自然災害などの予測できないことによって、道路や建物などが壊れること。

＊3　**ライフライン**｜市民生活の基盤となる生命線。電気、ガス、水道、通信、交通などの生活をするのに欠かせない設備やしくみのこと。

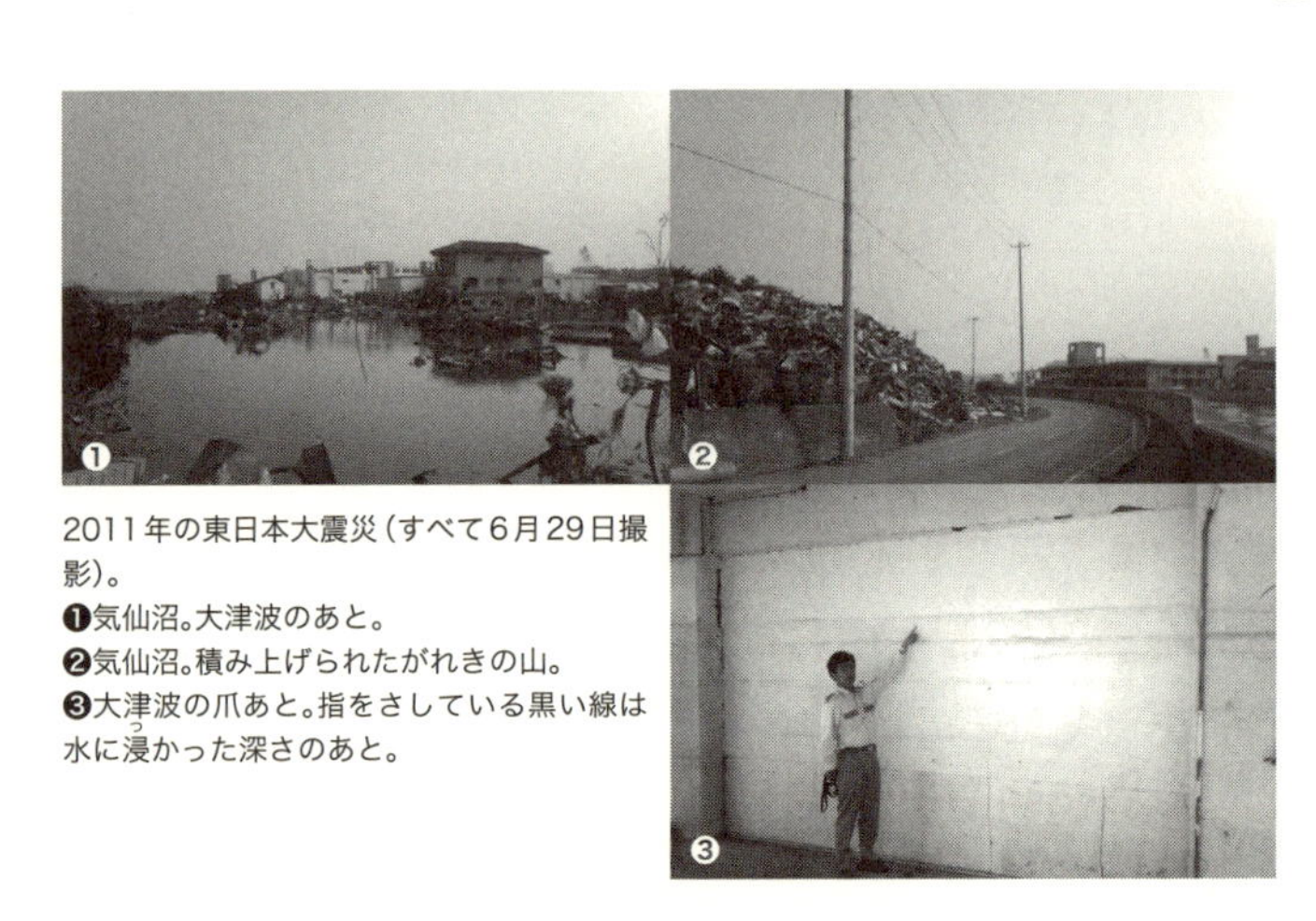

2011年の東日本大震災（すべて6月29日撮影）。
❶気仙沼。大津波のあと。
❷気仙沼。積み上げられたがれきの山。
❸大津波の爪あと。指をさしている黒い線は水に浸かった深さのあと。

害は、東北全体から関東までの19県に及びました。

このようにこの地震や津波の規模はとてつもなく大きく、被害はとても深刻でした。

加えて、あろうことか、この地震と津波によって、東京電力福島第一、第二原子力発電所が壊れるという事故が起こり、日本ではこれまでに経験をしたことのない震災の被害を受けることになりました。

多くのみなさんの記憶にある「東日本大震災」と呼ばれる大災害は、東北地方太平洋沖地震による災害と、これに伴う原子力発電所事故による災害をあわせたものです。

災害医療アドバイザーとして、原発事故に対応

福島第一原子力発電所[*4]では、地震と津波によって原子炉が破壊されて原子炉の冷却ができなくなりました。火災や爆発が次々と起こり、壊れた施設からは放射線がもれ出すという深刻な放射線事故も発生。政府からは、原子力緊急事態宣言[*5]が発令されて、現場から20キロメートル圏内の地域に住む人たちには避難が呼びかけられました。

事故現場では、消防機関や警視庁の放水車、自衛隊のヘリコプターが燃料保管プールへ冷却水を注水する作業を行っていました。事故発生の1週間後には、東京消防庁の緊急消防援助隊が出動し、大阪市消防局、横浜市消防局、川崎市消防局なども活動に加わることになったのです。

＊4　原子力発電所｜原子力発電とは、ウランという元素が核分裂を起こす性質を利用し、そのときに発生する熱と水で作った蒸気で大きなタービン（羽根車）を回して電気を作るしくみ。大量の水が必要なので、原子力発電所は海岸の近くに建てられている。

＊5　原子力緊急事態宣言｜原子力施設で重大な事故が発生したときに、内閣総理大臣が発する宣言。原子力災害による放射能から国民の健康や財産を守るために作られた『原子力災害対策特別措置法』という法律に基づいて宣言される。

東日本大震災が起きたとき、私は横浜市立大学附属市民総合医療センターに所属しており、横浜市消防局のスーパーレンジャー部隊[*6]に同行して福島第一原子力発電所の事故の現場に行くことになりました。

以降、発電所復旧作業にかかわる臨時の救急・災害医療体制の構築が緊急の課題となり、福島県庁に置かれたオフサイトセンター[*7]において、継続して取り組むことになったのです。

私の立場は、「現地対策本部の災害医療アドバイザー」[*8]です。

災害医療アドバイザーには、救急・災害時医療の専門家であることと同時に、調整能力や協調性、リーダーシップが求められます。

普段の私は、救命救急を専門とする医師です。より多くの知識を学ぶために短期間でしたがフランスで救急医療の仕組み作りを学びました。

帰国後は大学の医学部で、救急医療の知識や方法を学生たちに教え、救急医療のみな

＊6　スーパーレンジャー部隊｜横浜市の災害救助専門の特別救助隊である「横浜レンジャー：YR」。その中から選ばれたメンバーで編成された「スーパーレンジャー：SR」は、高度な救出救助能力と機材をそなえた消防の救助専門部隊。

＊7　オフサイトセンター｜原子力施設の緊急事態のときに、事故が発生した敷地（オンサイト）から離れた外部（オフサイト）に設置される施設のこと。この施設が、現地の応急対策の拠点となる。緊急事態応急対策拠点施設。

らず、災害時に医療活動できる専門スタッフを育ててきました。

災害時には、多数のケガ人や病人に対して、圧倒的に少ないスタッフ、施設、医薬品の状況(じょうきょう)の中で医療を行わなくてはなりません。そのためには、災害時の医療の専門的な知識や方法を覚えておくことが重要なのです。

さらに、いつなにが起こるかわからない状況なので、その場に応じたすばやい判断も求められます。


実際に、福島第一原発の事故に対する作業を行っているときも同じ状況でした。

そうした危険性がある中で作業を進めていくためには、自衛隊や消防隊という他のチームの人たちと連携(れんけい)していくことが大切です。

また、被ばくした人、ケガや病気の人が大量に発生した場合には、適切な治療を行うことができるように現場で指導や助言したり、治療ができる病院施設などへの手配をしたりする必要があります。

＊8　災害医療アドバイザー（災害医療コーディネーター）｜大きな災害が発生したときに、災害現場で医療ができるしくみを整えたり、アドバイスをしたりする役目をする医者のこと。東日本大震災以降、こうした役割をする医者が誕生し、全国にも広がった。

災害医療アドバイザーは、現場の医療の調整役として、これらのことを行うのが任務です。

「帰れないかもしれない」

横浜市消防局の部隊とともに、私が福島第一原発事故の現場に向かったのは、原発事故発生から11日後の3月22日のことでした。原発事故の現場では、予想外のことが次々と起こり、非常に大変な状況であることはわかっていました。

でも、先発して活動をしていた東京消防庁や大阪市消防局のチームからバトンタッチして、活動を引き継がなくてはなりません。

出発したのは夜明け前で、少し雨が降っていました。横浜駅西口近くの消防施設に集められた横浜市消防局のチームは、大きなポンプを乗せた赤い消防車50台以上を連ねて、福島へと向かいました。消防車の大行進です。

私は、先頭の指令車に乗っていたのですが、車の中は資材だらけ。

「先生はそこに入ってください！」と、資材のすき間につっこまれるような感じで、ほとんど身動きができない状態のまま、眼前に追走する大車列をぼう然と見ながら福島まで移動しました。


到着したのは、原発の事故現場から19キロメートル離れた「Jヴィレッジ[*9]」です。

Jヴィレッジは、FIFAワールドカップ2002ではアルゼンチン代表が、2006では日本男子代表が合宿をした施設。「サッカーの聖地」といわれた福島県のサッカー施設が、原発事故の復旧作業の前線基地となっていました。

周囲は鉛色のカーテンが下りているような曇り空で、少し雪が舞うような天気です。

Jヴィレッジからは、19キロメートル離れた原発事故現場のようすは見えないのです

＊9　**Jヴィレッジ**｜1997年開設のスポーツ施設。サッカーのナショナルトレーニングセンターだった。東日本大震災による原発事故のあとは、一時営業を休止していたが、2020年の東京オリンピックでは、Jヴィレッジから聖火リレーが出発する。

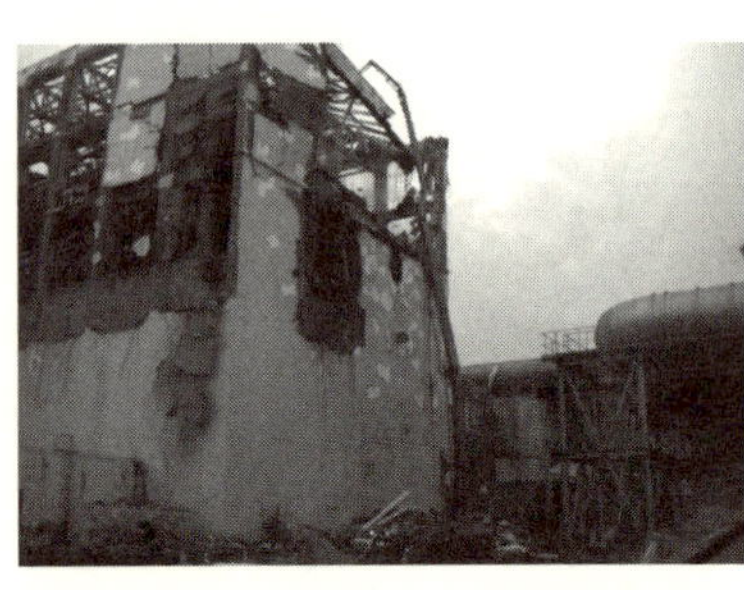

東日本大震災による福島第一原子力発電所被災。4号機への放水による冷却作業中の様子（2011年3月23日撮影）。

が、そこに降り立った瞬間（しゅんかん）の異様な雰囲気（ふんいき）は忘れることができません。

そこにいる人が、だれもなにもしゃべらない。そして全員が下を向いているのです。

このとき、「帰れないかもしれないなぁ」という気持ちになりました。

「帰れるだろうか……」ではなく、「帰れないかもしれない」と思ったのです。

それでも、至急の任務で来ていますから、すぐに行動を起こさなくてはなりません。

私は指令を受けた総務省消防庁の専門官を探して、引継ぎの連絡（れんらく）をする必要がありましたが、この時間はわずか5分でした。

「いまここに他の医療関係者はいるのか」、「対策本部はどこにあるか」、「責任者はだれなのか」に対する短いやりとりがあっただけです。多くは「わからない」でした。

被ばく医療に必要な情報が手に入らない

Ｊヴィレッジでは、現場の放射性物質の観測データなどから、隊員の健康チェック、「安定ヨウ素剤」の服用指導、医学的な立場からのアドバイスといった活動を行いました。

安定ヨウ素剤とは、吸いこんだ放射性物質による体内の被ばくを防ぐための薬で、服用するには医師の指導が必要になります。

出発するに先立って、同行する横浜市消防局の部隊に対して、私と横浜市立大学放射線科の教授が、放射線の人体への影響についての講義を行いました。

現場に到着してからは、東京電力、自衛隊、消防の各チームとも共同の作業をするために、情報を伝えたり、連絡をとったりしなくてはなりません。

ところが、それぞれの機関の本部が離れた場所にあったため、チーム間の連絡はほとんどとれていないような状況だったのです。

そこで、それぞれのチームに「安定ヨウ素剤」の服用について確認したところ、服用している薬の量も服用期間もバラバラでした。

すぐに被ばく医療の専門家に電話で相談し、薬の服用量や服用期間を統一して、全チームに指示を出しました。


原発事故のような災害では、通常の災害時の医療だけではなく、緊急の被ばく医療も必要になります。被ばくを避けるために『手洗いをすること、床に座らないこと、靴に触れないこと』といった基本を徹底することが大切です。

作業中の被ばくによる影響を伝えるために段ボールを利用してポスターを作製したり、手洗い場所を設置したりすることも、すぐに行いました。

放射線量や放射性物質の測定は、目的や用途によって測定器が異なります。

環境空間にどのくらいの放射線量があるかは、1時間あたりの放射線による人体への影響を表す数字のμSv（マイクロシーベルト）やmSv（ミリシーベルト）などの単位で示しますが、放射性物質がどれくらい付着しているかを示す単位は、cpm（シー・ピー・エム）です。

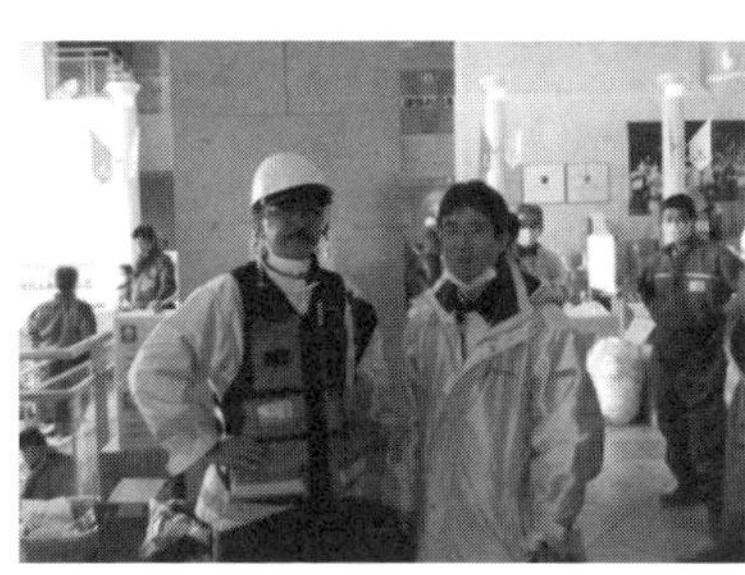

原発から19㎞に位置するJヴィレッジ内の原発復旧作業前進基地にて。向かって左が筆者（2011年3月22日撮影）。

被ばく医療では、こうした放射線量を続けて測定をして、変化を確認していくことは、とても重要なのですが、まだこの時点では、こういった情報はほとんど手に入らない状態でした。

そこで、私たちは東京電力に対して情報の公表をするように何度もお願いしたのです。

その結果、翌日には測定ポイントごとの放射線量の観測データが公表されるようになり、消防や自衛隊にも連絡ができる態勢が整いました。

基本を知り、アドリブ力を磨く！

私たちのチームが、現場で活動したのは、22～24日の間。同行したチームのスタッフたちの安全を最優先したことによる決定です。

東日本大震災のような大災害の現場では、災害時の医療だけでなく被ばく医療に対する知識や対応をすることも求められました。

災害時の医療には、同じチームのスタッフだけでなく、現地で一緒になる別のチームと組んで治療を行うことや、消防、警察、自衛隊といった医療以外のチームと協力しあうことが必要です。

ケガ人や病人があふれ、なにから行うべきか、だれから治療すべきかを、その場で考える時間はありません。災害が起こった場合には、どう考えてどう行動するべきかという専門的な知識と方法を、日常時に学んでおく必要がありますし、それを実践するトレーニングをしておくことも大切です。

これにプラスして、現場で不足しているものはなにか、確保するにはどうすればいいか、だれに頼むのがいいか、連絡をとるにはどんな方法がいいかなど、状況に応じて知恵を絞らなくてはなりません。

その場ですばやく判断して行動すること。こうしたアドリブ力[*10]を磨く必要もあります。

災害の現場でどう考え、なにを優先するかには、イギリスで生まれた「MIMMS[*11]」という災害時の医療に対する考え方に1つの答えがあります。

この考え方については、この本でくわしく説明しましょう。

また、本書の後半では、中学生のみなさんが災害に直面したときに、どういう順番で考えて、どうやって危機を脱出するのかというヒントが書いてあります。

＊10　アドリブ力｜生演奏や舞台など、なにが起きるかわからない場面で、うまく切り抜けたり、盛り上げたりする力のこと。くわしくは第４章で説明。

＊11　MIMMS（ミムス）｜イギリスで考えられた『大事故災害への医療対応』のこと。Major Incident Medical Management and Support という英語を略したもの。第3章でくわしく説明。

この考え方を知っておけば、災害時の防災グッズと同じくらい、いや、みなさんの将来のためには、それ以上の役に立つはずです。

コラム
1

災害直後の現場で活躍する人たち

日本では毎年のように地震や台風などの自然災害が起こり、それによる深刻な被害が報告されています。自然災害だけではなく、たくさんの乗客を運ぶ航空機や電車などの交通事故もあります。

そうした災害の現場では、日ごろから訓練を受けた救命・救助のプロフェッショナルたちが、１人でも多くの命を救うために活動しています。とくに、まだ危険がともなう災害発生直後に活動するのは、どのような人たちでしょうか。

消防、警察、自衛隊の人たちが救助活動の中心

地震や大雨などがもたらす大災害の直後は、どれくらいの規模か、どのような地形か、

どれくらいの人が被害にあっているのかといった災害現場の状況がよくわかりません。
災害の原因が、地震であれば余震がくるでしょう。大雨ならば洪水や浸水のほかに、土砂崩れや土石流の心配もあります。航空機事故のような人災でも、事故現場が救助困難な場所かもしれません。

災害の直後は、さまざまな二次災害が予想される、とても危険な状況です。こうした中で、被災した人の救助活動を行うのは、主に消防、警察、自衛隊の人たちです。

【消防士】

消防士は、消防に所属する職員で、火災が発生した際の消火活動とともに、現場で人命救助にあたります。

【緊急消防救助隊】

1つの都道府県では対処できないような大災害が発生した場合には、全国の消防機関から応援(おうえん)に駆(か)け付ける緊急消防援助隊が、消火、救助、救急などの活動をします。
緊急消防援助隊には、現場に急行して情報を集め、現地の消防と協力する「指揮支援部隊」、救助や救急活動を行うために高性能の資機材を備えた「救助部隊」や「救急部隊」、火災が広がるのを防ぐ「消火部隊」、ヘリコプターや消防艇(てい)で活動する「航空部隊」や「水上部隊」、給水設備やトイレを備えた「後方支援部隊」など、さまざまな援助を行うことができる隊があります。

【レスキュー隊員】

レスキュー隊は、人命救助の活動を主な任務とする消防の中の専門部隊です。正式な名前を「特別救助隊」といい、オレンジのユニフォームを身にまとっています。

【救急救命士】

救急救命士は、研修と訓練を受けた救急隊員です。救急車に同乗して、ケガや病気の人を病院まで搬送する仕事をしています。病院までの搬送中に、患者さんの心臓や呼吸が止まるような緊急事態が起こったときには、医師と連絡をとりながら、医師の指示によって緊急の処置を行います。

【警察官】

24時間体制で災害に備えている警察では、大きな災害が発生すると、すぐに災害警備本部などを設置し、くわしい被害の情報を集め、現場と連絡(れんらく)がとれる態勢を整えます。主な警察活動には、救出救助、交通対策、防犯活動、被災者支援などがあり、必要に応じてこれらを実行するための広域緊急援助隊を派遣(はけん)します。

とくに発生直後には、被災者の救出救助などを行う「警備部隊」、緊急に交通路の確保などを行う「交通部隊」、亡くなったりケガをしたりした人についての情報を提供したりする「刑事(けいじ)部隊」といった人たちの活動が中心となります。

【自衛官】

自衛隊は、日本の平和と安全を守り、外部から日本がおびやかされないように防衛する組織です。「陸上自衛隊」、「海上自衛隊」、「航空自衛隊」の３つに分かれ、自衛隊に所属して働く人を自衛官といいます。本来の防衛活動のほかに、災害があったときには、警察や消防と連携をとって緊急救助活動を行います。

自衛隊は１つの組織ですから、自衛隊だけでもできることがたくさんあります。大きな作業機械で道路や橋を整備したり、陸や空から被害の状況を確認したり、陸・海・空から必要な物資を運んだり、広い範囲の捜索や壊れた建物などの撤去を行ったり、避難所用テントや仮設トイレの設置を行ったりなどは、多くの自衛官を抱える自衛隊が得意とする活動のひとつです。

救急隊と連携して活動する救命医療の専門家たち

【救急科医】

救急科医は、救急治療を専門とした医師のことで、いつもは病院の救命救急センターや救急外来、ERなどで、緊急で運ばれてくる病人やケガ人の治療をしています。

心臓の動きが弱くなっていたり、呼吸ができなかったり、大量の出血があったりするような危険な状態で運ばれてきた患者さんには、まず蘇生を行います。蘇生とは、心臓の動きを取り戻したり、呼吸ができるようにしたりする処置のこと。同時に、病気やケガの原因や病状を診察して、必要があれば緊急手術を行います。

このように一刻を争う患者さんの治療になれているので、災害が発生したときに、救急科医が消防や警察、そして、ほかの専門の医師たちと連携をとって中心的に医療を行います。

【救急看護師】

看護師の中でも、救急を専門にしているのが救急看護師です。ふだんから、救急科医と一緒に救急医療施設で仕事をしており、ドクターカーやドクターヘリに乗ることもあります。

看護はもちろんのこと、心臓や呼吸が止まってしまった患者さんに対する救急蘇生処置、出血を止める止血処置、骨折の処置など、医師が行う救急治療をサポートします。

【災害派遣医療チーム（DMAT）】

災害発生直後の医療を担う専門的な訓練を受けた医療チーム。Disaster Medical Assistance Team の頭文字を略してDMATと呼ばれています。医師1名、看護師2名、業務調整員1名の計4名が、基本的に1チームとなり、出動要請があると所属している医療機関から派遣されます。

災害の発生した現地の病院で医療のサポートをしたり、消防、警察、自衛隊などと連

＊1　**搬送**｜ケガや病気の人を病院などの医療施設へと急ぎ運び入れること。

携して、災害現場での医療活動を行ったり、現場から病院へと患者さんを搬送*1したりするのが任務です。

【フライトドクター・フライトナース】

フライトドクターとは、ドクターヘリに乗って活動する医師です。消防署などからの連絡があると、ヘリコプターで患者さんがいる現場に急行して救急治療を行います。お医者さんとともに、ドクターヘリに搭乗する看護師をフライトナースといいます。

ドクターヘリには、医療機器が搭載されているので、現場でもヘリコプター内でも、必要な外科的治療などができます。救急治療をした患者さんは、ドクターヘリで病院へ運び、必要な治療を行ったあとに、専門的な治療科へと引き継ぎます。

ここで説明した仕事をする人たちは、救命・救助のプロフェッショナルですから、災害の現場では、中心となって活動します。

東日本大震災のときには、一般の空港を使用して遠い地域の病院まで、患者さんを搬送しました。その際には、空港関係者や県や市の職員、地域の消防団や保健所の人たちなど、さまざまな立場の人が救出、救命活動に働いてくれました。

また、大きな災害の現場では、一度にたくさんのケガ人や病人が出ますから、医師や看護師の数が圧倒的(あっとうてき)に足りません。東日本大震災では、複数の医療機関の人たちが集まってチームとなって治療にあたりました。

これからは、救急医療を専門としない医師や看護師でも、すべての医療スタッフが、いざというときには災害時の医療を行うようになるでしょう。災害大国の日本では、そうしたことも宿題になっていくはずです。

第2章

災害って、なに?

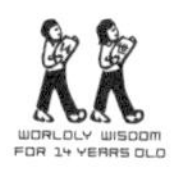

災害とは？

まずは「災害」という言葉について考えてみましょう。

いったいどんなことを指しているのでしょう？　本書を読み進めていただくにあたって、「災害」という言葉がもつイメージをなるべく共通にしたいと思います。

例えば、1961年に定められた日本の「災害対策基本法」では、災害とは、「暴風、竜巻、豪雨、豪雪、洪水、崖崩れ、土石流、高潮、地震、津波、噴火、地滑りその他の異常な自然現象又は大規模な火事若しくは爆発その他その及ぼす被害の程度においてこれらに類する政令で定める原因により生ずる被害をいう」と書かれています。

これだととてもわかりにくいですね。

そこで簡単にまとめてみますと、「異常な自然現象やその他の原因によっておこる被害」ということになります。

ここでいう「被害」は、人の被害だけではなく、モノや環境に対する被害も含みます。一般的に災害の大きさは、例えば地震ならば地震そのものの大きさではなく、「人や家屋の被害の大きさ」で報告されています。

しかし大事なことは、「災害」イコール「大被害」イコール「多くの人が被災する」あるいは「広い範囲で被害を受ける」というわけではありません。たとえ被害を受けた人が少なく、被害を受けた範囲が狭かったとしても、助ける側の人がもっと少なかったり、力が弱かったりすれば、それも災害としてとらえる必要があるのです。災害と呼ぶかどうかは、もともとは「被害の大きさと対応する力との相対的な関係による」わけです。わかりますよね。

さてこのように、これまで災害という用語は、社会全体の「被害」を指してきました。でも、誤解をおそれずにいうならば、「急な事故で、家族を失う」状況もまた、残された家族にとって「災害」であることを付け加えておきます。

あとで説明をしますが、このような意味で、災害時の医療も、普段の救急医療も、その対応の基本は同じであるべきなのです。

世界の大地震の20パーセントが日本で発生

改めて、日本は自然災害の多い国です。地震、台風、大雨、大雪、火山噴火など、だれでもすぐにそのいくつかを思い浮かべることができるでしょう。さらに、地震が起これば津波の心配もありますし、台風や大雨によって洪水や土砂災害なども発生します。

さて、こうした日本各地で起こる自然災害の中で、もっとも関心が高いものが「地震」だと思います。日本の面積は、全世界からみれば0・28パーセントしかないのに、世界で起こったマグニチュード5以上の地震の10パーセントが、マグニチュード6以上

マグニチュード6.0以上の地震回数

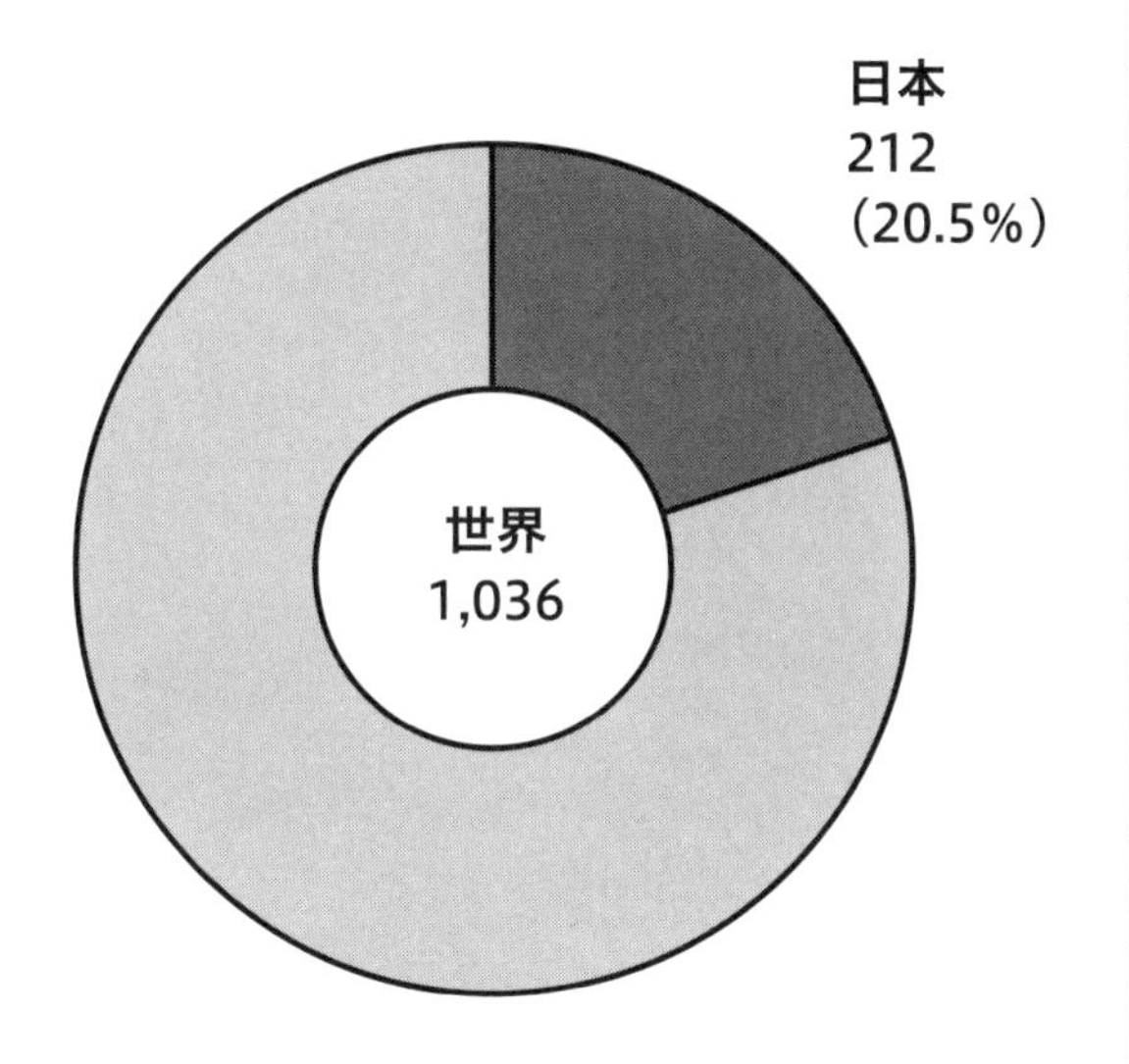

注）2000 年から 2009 年の合計。日本については気象庁、世界については米国地質調査所（USGS）の震源資料をもとに内閣府において作成。
出典）内閣府「平成 22 年度版防災白書」図 1-1-1 を引用

出典：国土技術研究センター HP「自然災害の多い国　日本」より
http://www.jice.or.jp/knowledge/japan/commentary09

の地震では20・5パーセントが日本で起こっています（前ページ参照）。「やっぱり、日本って地震の多い国だなぁ」という私たちの印象は、統計によっても裏付けられているわけです。実際に、日本はまぎれもなく地震大国です。

　地震の大きさを示す「マグニチュード」とは、地震のエネルギーの大きさを示す単位です。マグニチュードが「１」大きくなるとエネルギーの大きさは約32倍になり、「２」大きくなると約１０００倍にもなります。

　ちなみに、「震度」とは、地震の揺れの強さで、その場所がどのくらい揺れたかを示す数値。ですから、場所ごとに震度は違いますが、マグニチュードを示す数値は1つだけです。

　そして、２０１１年3月11日に、宮城県沖で起きた東日本大震災のマグニチュードは「９・０」。日本の観測史上最大の地震で、１９００年以降に世界で起きた地震の中でも、第4位となる規模でした。

地震が多い国には、とてつもなく大きい地震がくると、改めて思います。

地震の原因はプレートの摩擦（まさつ）

では、日本ではなぜこんなに地震が多いのでしょうか。

それは、日本が位置する地形上の特徴（とくちょう）が大きく関係しています。日本列島は「ユーラシアプレート」と「北米プレート」という2つのプレートの上に乗っており、周囲には「太平洋プレート」と「フィリピン海プレート」という別の2つのプレートがぶつかっています。

4つものプレートが複雑に入り組んでいる地球上でも珍（めずら）しい場所、その上にあるのが、私たちが暮らす日本列島なのです。

地震の原因となるプレートとは、地球の表面にある厚さ数10キロメートルから100キロメートルの岩盤（がんばん）のことです。地球を卵にたとえるとわかりやすいですが、卵の殻（から）の部分は「地殻」、白身が「マントル」、黄身が「核」とイメージしてください。

この卵は、中心部分にいくほど高温になっています。黄身にあたる核は、高温で常に動いていますが、白身にあたるマントルは基本的には固い岩石でできているので動くことはありません。ただし、黄身（核）に近い白身（マントル）の下の部分は、熱で溶けて動いています。こうした構造のマントルでは、下からの熱によってグルグルと対流運動が起きているため、固い岩でできている上部は、その動きに耐えられずヒビ割れてしまいます。

プレートとは、地殻とマントルの表層部が割れた岩盤のことなのです。地球の表面には14～15枚ほどのプレートがあり、マントルの対流運動によって、現在も1年間に数センチメートルずつ移動しています。

それぞれのプレートは、マントルの動きによって、いろいろな方向に移動しています

4つのプレート

日本列島の下には、4つのプレートが複雑に入り組んでいる。

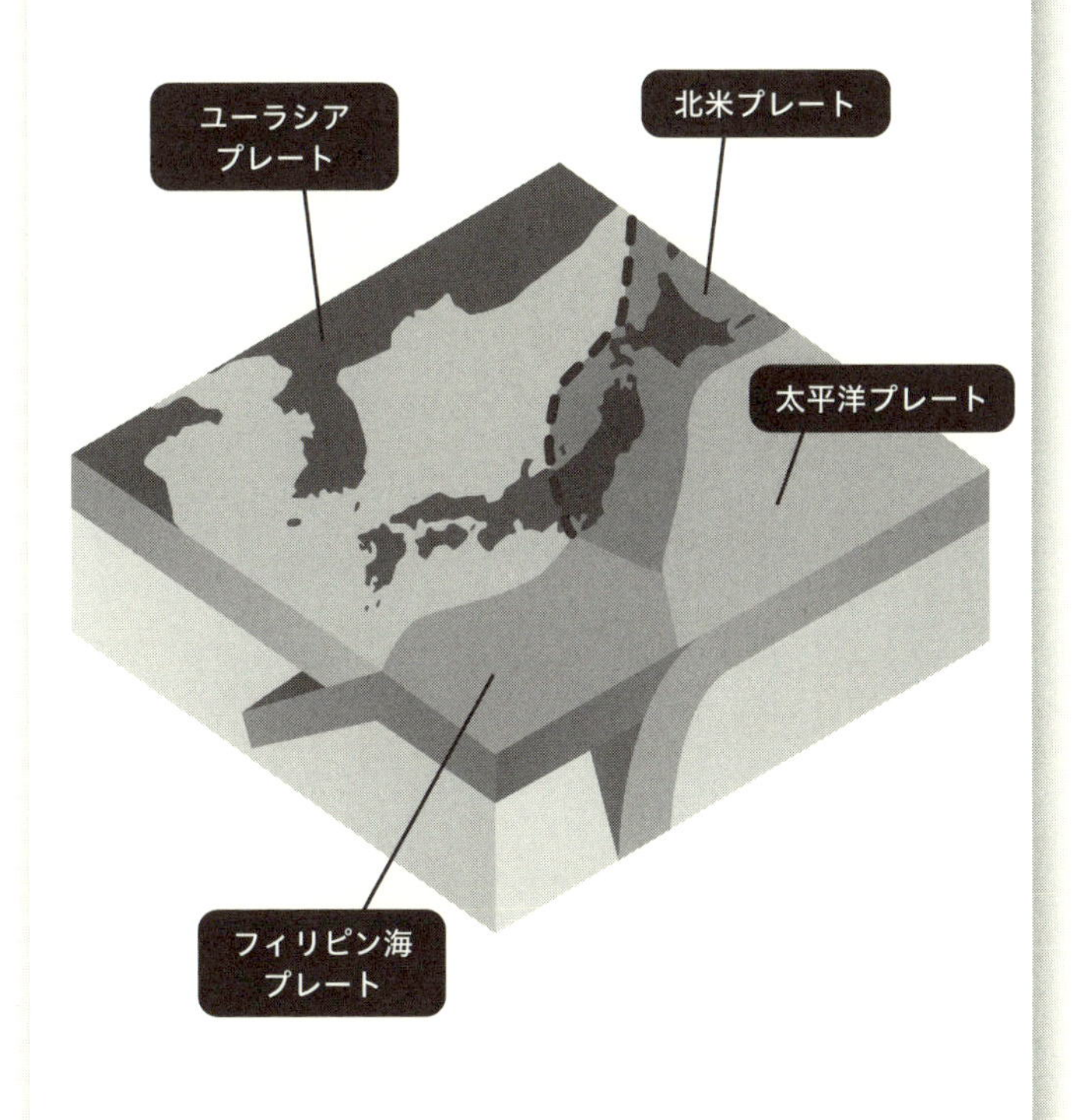

出典：防災科学技術研究所 HP より
http://www.bosai.go.jp/inline/mame/mame01.html

から、プレートとプレートがぶつかる境目では、一方のプレートがもう一方のプレートの下に沈み込むというような複雑な状態になっています。

地震は、こうしたプレートどうしがぶつかった摩擦が原因で起こりますから、日本のように4つのプレートがぶつかっている位置にあれば、地震が頻発するのは当然なのです。

活断層も全国に2000カ所！

プレートどうしがぶつかっている状態というのは、下に沈むプレートと上に盛り上がるプレートが重なりあっています。下に沈み込むほうを「海のプレート」、盛り上がるほうを「陸のプレート」といいます。

海のプレートが沈むときに、陸の地層や岩盤が引っぱられたり、押されたりしてできるのが「断層」で、これもまた地震の原因になります。

海と陸のプレートと活断層

地震の原因には、プレートのぶつかりあいと活断層のズレの2つがある。

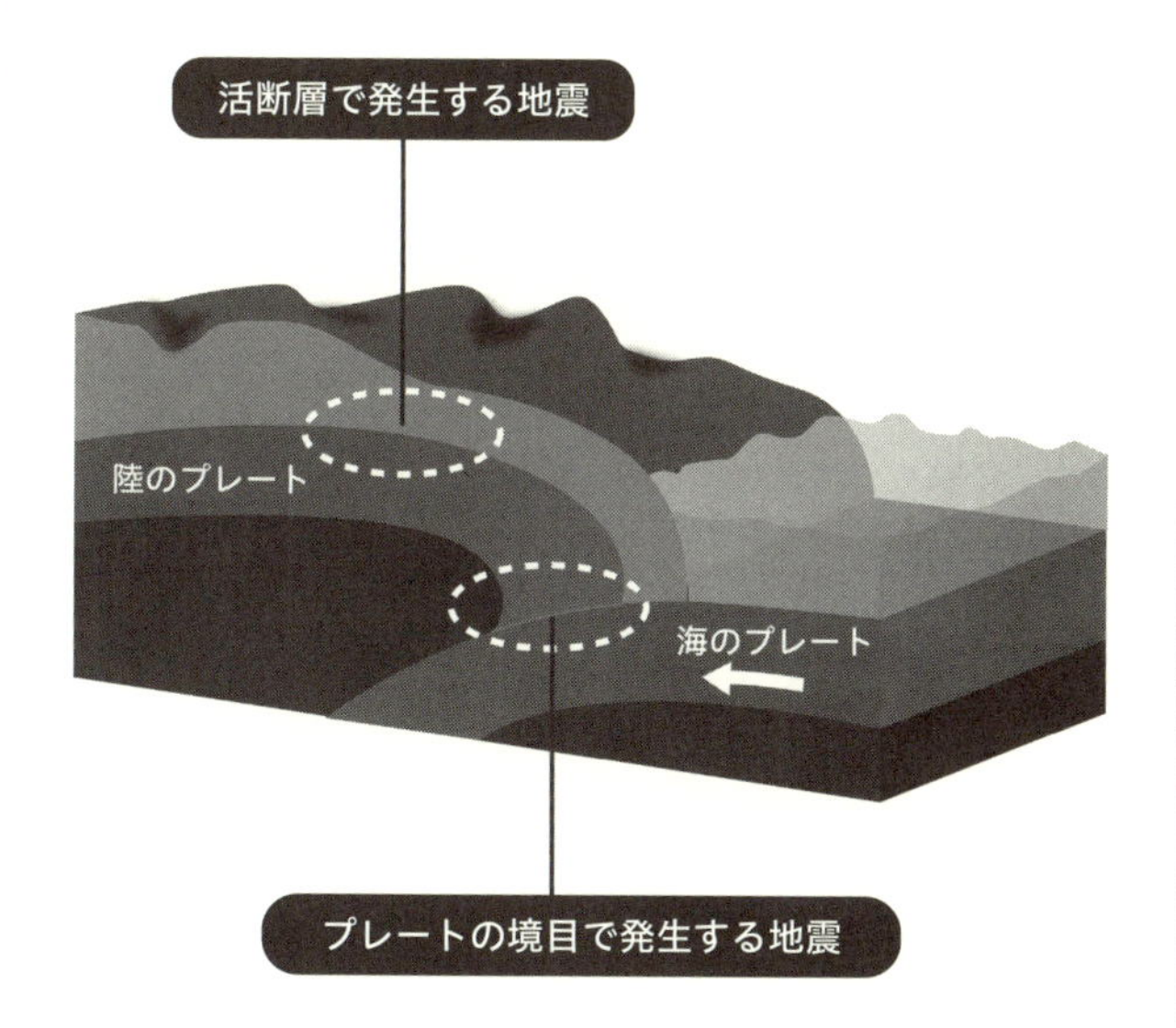

出典：国土技術研究センター HP「地震の多い国、日本」より
http://www.jice.or.jp/knowledge/japan/commentary12

そもそも断層があるということは、過去に地震が起きたということです。今後も活動が予想される断層を「活断層」といい、これからも地震が起こる可能性が大きい場所と考えられます。日本全国には、そうした活断層が、約２０００カ所もあると推測されています。

観測史上最大の津波も起こった

地震が起きると、テレビやインターネットで「津波」についての情報がすぐ伝えられます。

津波とは、地震による地面の揺れによって海水が急激に押し上げられて生じる波のこと。四方に広がる大きな波は、水深が深いほど速く伝わります。水深１００メートルの場所で起こる津波の速さは、高速道路を走る自動車ほどですが、水深５０００メートルになると、その速度は飛行機クラスのスピードになるといいます。

大きな被害をもたらした東日本大震災では、宮城県の三陸沖が震源となり、震源域は岩手県沖から茨城県沖までの約４５０キロメートル、幅は約２００キロメートルにもなりました。大きな津波が発生し、津波の高さは、福島県相馬市で９・３メートルを観測しました。

「津波の高さ」とは海岸に達したときの津波の高さを示しますが、海岸から進入してきた津波が、陸にはい上がった最高地点の高さのことは、「遡上高」といいます。

「遡上高」は、波に流された漂流物などの跡から確認することができますが、東日本大震災では、岩手県宮古市重茂姉吉地区で40・5メートルが見つかっています。3階建ての建物の高さを10メートルとすれば、ビルの12階以上にもなる高さで、これが国内観測史上最大の津波の遡上高です。

海底火山帯がある南海トラフ

日本の足元にある４つのプレートは、地震だけではなく、火山とも密接に関係しています。地震とプレートの関係を説明したので、火山についても知っておいてください。

火山とは、噴火によってできた山のことで、現在でも活動しているのが「活火山」。日本には、世界の活火山の約７パーセントにあたる１１１の活火山があり、列島の背骨を形成しています。

噴火とは、核にあるマグマが地上に噴き出す現象です。マグマは、熱で溶けたマントルや水蒸気などのガスが高温高圧になった状態のもの。高温の中心部から、冷たい地表に熱やエネルギーをはき出す、地球の生命活動の１つなのです。

火山ができやすい場所は、「マグマだまり」といわれ、ここでもプレートが大きく関

日本にある活火山数

火山活動も地震と密接な関係がある。

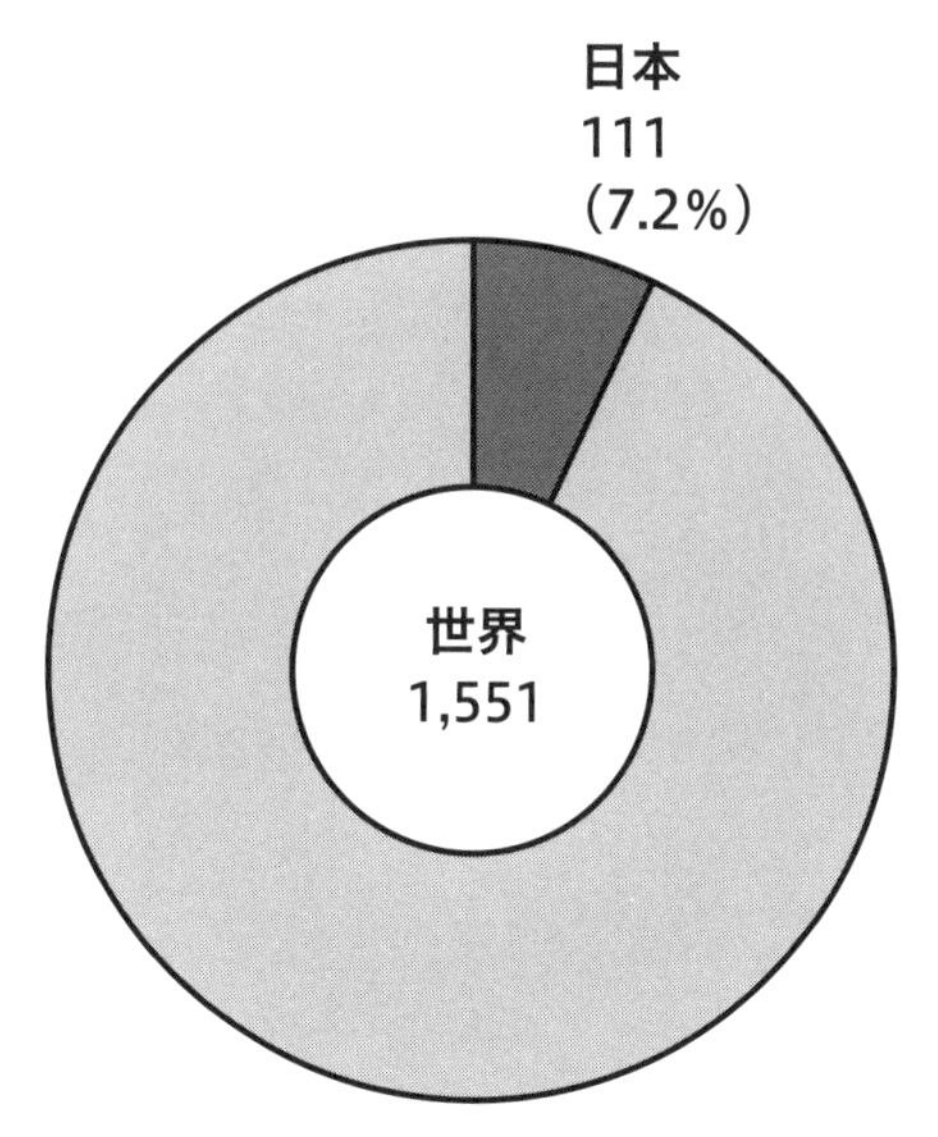

活火山とは「おおむね過去１万年以内に噴火した火山および現在活発な噴気活動がある火山」というのが世界で決められた定義。この定義に当てはまる現在の日本の活火山の数は「111」（気象庁発表）。
世界の約0.25％の国土面積しかない日本ですが、世界の約7.2％の火山があります。

出典：内閣府「日本の災害対策」（2018年）の「我が国の国土と災害対策の歩み」内のグラフをもとに、気象庁による最新データを反映させて作成

係します。複数のプレートが離れる場所には、すき間を埋めようとマグマが上昇してたまります。また、海にプレートが沈み込むときに、マントルの中に海水を取り込み、それによってマントルの溶ける温度が下がり、マグマがたまりやすくなるともいわれます。

海のプレートが陸のプレートの下に沈み込む場所で、6000メートルより深いところを「海溝」といい、浅いところを「トラフ」といいます。こうした場所には、海底にも火山帯が形成されています。

大地震が起きやすい場所として、「南海トラフ」[*1]がたびたび報道されますが、南海トラフとは、静岡県から宮崎県沖合約100キロメートルのところにある、700キロメートルにも及ぶ海底のくぼみのことです。この周辺では100~150年の周期で地震と津波が繰り返されており、今後30年以内に大規模な地震が起きる確率は70~80パーセントであるといわれる場所です。

火山のあるところに、地震はつきもの。複数のプレートの境目にあったり、地上や海

＊1　南海トラフ｜前回の地震発生から70年以上が経過した現在では、次の南海トラフ地震発生に対する心配が強まっている。気象庁の研究によれば、静岡県から宮崎県にかけての一部では震度7、その周囲の広い地域では震度6強から6弱の強い揺れとなる可能性があると考えられている。

南海トラフ

南海トラフでは、100～150年周期で大地震が発生している。
線で囲まれた地域が、南海トラフ巨大地震の想定震源域。

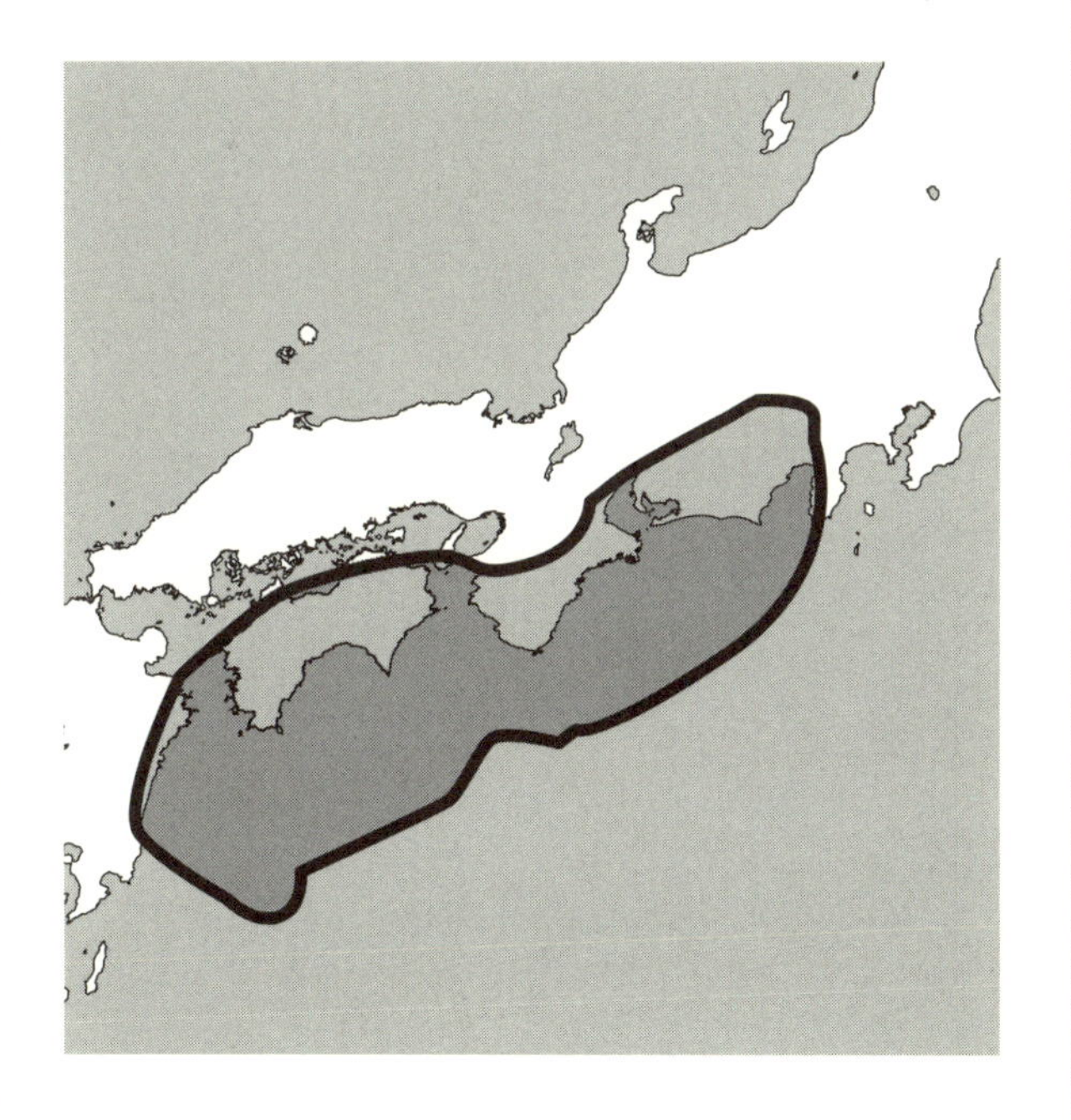

出典：国土交通省　気象庁 HP より
https://www.data.jma.go.jp/svd/eqev/data/nteq/assumption.html

底に火山帯があったりする日本は、やはり世界でもまれな地震大国なのです。

雨や雪は多くても使える水が少ない

日本は、地震や火山噴火といった足元の揺れだけではなく、台風や大雨という気象にも影響を受けやすい場所にあります。

国土交通省の報告（令和元年）によれば、日本の1年間の平均降水量は、１６６８ミリ。世界の年間平均降水量は１０６５ミリですから、単純に計算しても世界平均の１・6倍になります。

また、日本は世界でも有数の雪国でもあります。日本の国土の半分が、雪によって生活が停滞し、産業の発展がさまたげられる「豪雪地帯」に指定され、約２０００万人が豪雪地帯で生活をしています。

世界の気象情報を発信するアメリカのウェブサイト（Accu Weather）が、人口10万人以上の都市の年間降雪量を比較した『豪雪都市ランキング』では、1位に青森市、2位に札幌市、3位に富山市、7位に秋田市がランクインしています（2017年現在）。これらの市が、豪雪地帯に指定されていることはいうまでもなく、青森市、富山市の一部は、雪による生活への影響が特別に大きい「特別豪雪地帯」に指定されています。

雨や雪は、多すぎるのも困りますが、まったく降らないと、今度は水不足の心配があります。水道に供給される水、農業や工業などの産業で使われる水は、「水資源」といって必要不可欠なものですから、ダムをつくって水をたくわえたり、川を流れる水の量を調節したりしています。

日本の人口1人あたりの水資源量は、約3400立方メートルですが、世界平均は約7300立方メートル。こちらは、世界平均の半分を下回る量です。世界平均の2倍も雨や雪が降るのに、使える水が半分以下って、なんだか納得できない数字です。

この背景には、日本独特のいくつかの事情があります。

まずは、狭い国土なのに人口が多いこと。次に、地形的な条件です。日本の国土は、外国にくらべると山地が多く、川は全長が短くて傾斜(けいしゃ)も急です。そのため、上流に降った雨は、一気に海まで流れてしまいます。

さらに、雨が降るのが、梅雨や台風の時期に集中していることもあるでしょう。短期間に集中して雨が降ると、資源として水を使える時間を待つことができずに、あっという間に川から海へと流れ出てしまうからです。

夏から秋に発生する台風の通り道

さて、日本は集中して雨が降ると説明しましたが、それは、台風だったり、梅雨や秋の長雨の時期だったりします。

最近では、季節はずれの台風もめずらしくありませんが、一般的に台風シーズンといえば、8月から9月ごろ。台風そのものは、南の海で一年中発生しますが、日本付近に

台風発生のメカニズム

雲の周囲の風の強さが1秒に17メートル以上の速さになると台風となる。

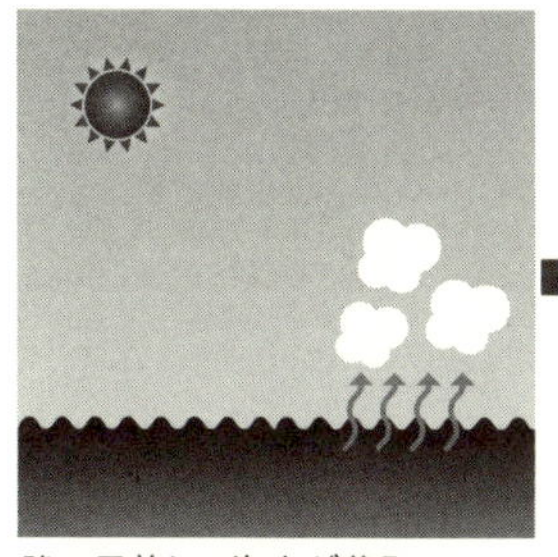

強い日差しで海水が蒸発し
上昇気流ができる

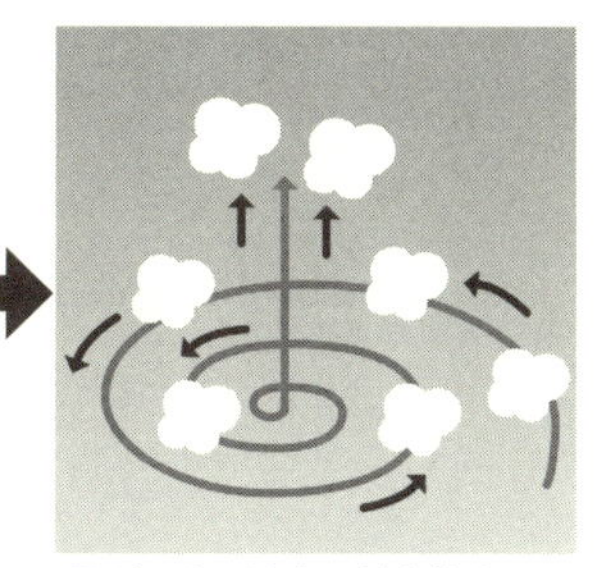

雲ができる途中で熱を放出し
上昇気流が強まって渦ができる

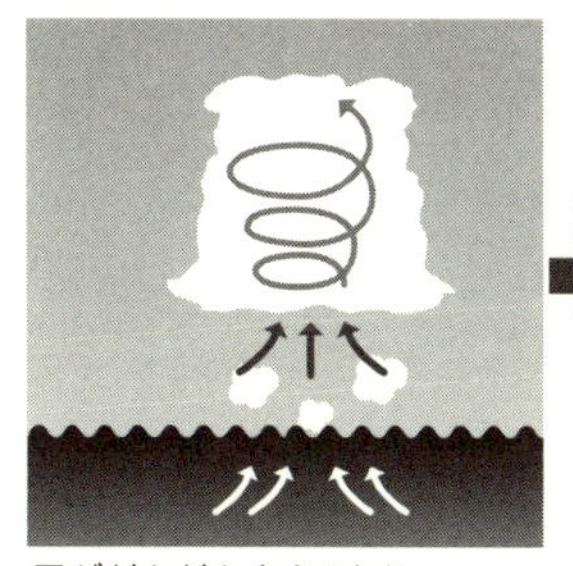

雲がだんだん大きくなり、
熱帯低気圧になる

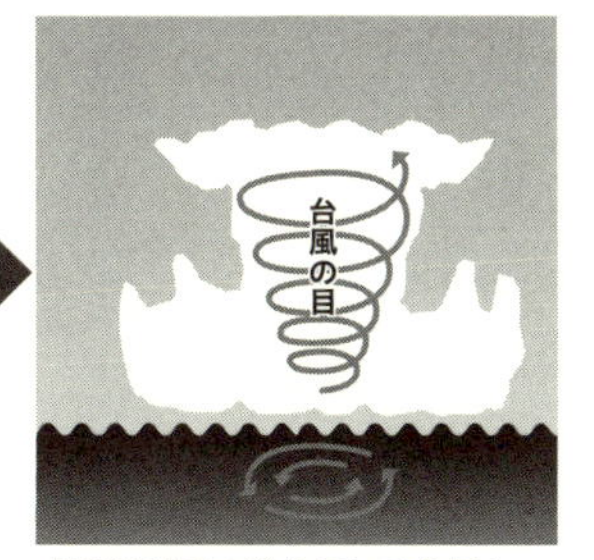

熱帯低気圧が成長して台風に

やってくるかを決めるのは、台風の発生する「緯度[*2]」と、季節による風の流れです。雲の周囲の風の強さが「1秒に17メートル進む速さ」以上になるものを台風といいます。台風は、温度の高い海水をエネルギーとして育った積乱雲の集まりですから、ほかの雲と同様に、風がないと移動することができません。

春の台風は北半球の赤道に近い緯度の低い場所で発生します。低い緯度の場所では、東から西へと風が吹いているので、台風は西のフィリピン方面にルートをとるため、日本に接近しません。

ところが、夏から秋にかけて発生する台風は、春や冬に発生する台風よりも、緯度の高い場所で発生します。そして、そのあたりで吹いている「偏西風」という強い風に乗って北東へと進み、日本の方向にやってくるわけです。

積乱雲が集まった台風は、広い範囲に長時間にわたって雨を降らせますし、台風が日本にやってくる時期は、日本の上空では秋雨前線が発生しているタイミングです。

＊2　**緯度**｜地球上にある地点の、南北の位置を表す座標のひとつ。赤道に平行している。

前線とは、暖かい空気（暖気）と冷たい空気（寒気）の境目のこと。この境目では、軽い暖気が寒気の上になることで、雨雲ができます。日本に集中して雨が降るのは、暑い夏がはじまる前の梅雨と、暑さが衰えた秋のはじめ。この梅雨前線と秋雨前線は、暖気と寒気の勢力が同じくらいなので「停滞前線」と呼ばれます。名前の通り、日本の上空に長く停滞して、ずっと雨を降らせるのです。

南から北上してきた台風は、秋雨前線で冷たい空気にふれると一気に冷やされ、さらに雲を発達させてしまいます。そのため、1時間に50ミリ以上という傘もささせないような大雨になることがあるのです。

異常気象でとんでもない大雨が降る

さらに、大雨の原因として、よく耳にするようになったのが「線状降水帯」や「ゲリラ豪雨」といった気象用語ではないでしょうか。

とくに、「観測史上最大の……」とか「これまでに経験したことのないレベルの……」と形容されるような豪雨の背景には、線状降水帯が関係していることが少なくありません。

線状降水帯とは、大雨を降らす巨大（きょだい）な積乱雲が、連続して発生し一列に並んだもの。その規模が幅（はば）20～50キロメートル、長さ50～３００キロメートルになると、線状降水帯と呼ばれています。

次々と発生し、まるでベルトコンベヤーで運ばれたように一列の帯状に並んだ巨大な積乱雲が、同じ場所で何時間も大雨を降らせるのですから、1年分に相当する雨が数日で降るというような、とてつもない降雨量を記録します。

局地的な豪雨をもたらす現象には、「ゲリラ豪雨」があります。こちらは1つの積乱雲が、10キロメートル四方ほどの狭い範囲で大雨を降らせます。ゲリラ豪雨は、積乱雲が1つですから1時間ほどでおさまるのが特徴（とくちょう）です。

線状降水帯は、ゲリラ豪雨が連続して起こるようなものですが、こうした異常気象には、地球温暖化が関係しているのではないかと推測されています。でも、その発生メカニズムなどについては、はっきりとわかってはいません。

日本は国土の7割が山地や丘陵(きゅうりょう)地で、傾斜が急な地形がたくさんあります。こうした場所では、川の流れが速く、大雨が降ると森林の土が吸収できる水の量を一気に超えて川に流れ出します。そのため、川は短時間で増水し、水があふれて「洪水」を引き起こします。

ほかにも、台風や集中豪雨などがもたらす現象には、水と土砂が一緒(いっしょ)になって流れてくる「土石流」、山ごと地面が滑(すべ)り落ちる「地滑り」や「崖崩(がけくず)れ」といった土砂災害があります。最近では、日本のあちこちが豪雨に見舞(みま)われ、毎年のように大きな被害が出ています。

豪雨や洪水が病院に与える影響

ここのところ日本では、２０１５年の「平成27年9月関東・東北豪雨」、２０１７年の九州北部豪雨、２０１８年の西日本豪雨、２０１９年の台風15号、「令和元年台風19号」による激甚(げきじん)災害と、豪雨や洪水による災害が続いています。このタイプの災害の際の避難には、浸水した深さ、浸水継続時間、堤防からの距離、土砂災害の有無などに影響を受けます。つまり、浸(つ)かった水が深いほど、浸かっている時間が長いほど、河川の堤防からの距離が近いほど、そして土砂災害が起こった場合も、避難することがむずかしくなります。またそのような場合には、浸水した家屋や施設へのダメージも大きくなります。

浸水する施設の中には病院も含まれることがあります。例えば「平成27年9月関東・東北豪雨」では、関東や東北地方で80以上の河川が氾濫し、多くの家屋や施設が浸水しました。特に茨城県常総市では、鬼怒川が決壊したことによって浸水した地域に約4000人が取り残され、ヘリコプターやボートで救出されました。その中には病院も含まれました。

病院が浸水するとどんなことが起こるのか？　もちろん、全部浸かってしまえば周りとの行き来ができなくなりますし、浸かった部分の病床や検査をする機器やスペースが役に立たなくなりますので、病院としての機能を果たすことができなくなります。またそこまで浸からなくても、病院の電気系統が水浸しになれば大打撃を受けることになります。

電気がなければどうなるのか。X線撮影の機械や人工呼吸器、透析の機械など多くの診療に必要な機械が、バッテリーが切れたとたんに使えなくなってしまいます。また、エレベーターも動かなくなります。2階建て以上の病院がほとんどですから、動けない患者さんを移動させるのに多くの人手が必要になるのです。スタッフの行き来もままなりません。例えば10階建ての高層の病院だともっと大変なことになるわけです。

災害拠点病院はもちろんのこと、大きな病院は自家発電装置を持っています。地震のときには、その装置が地下にあったほうが揺れは少ないので壊れにくいのですが、浸水には弱いということになります。逆に、上のほうの階に置いた場合には、浸水には強いが地震には弱い。なかなかむずかしいですね。


さて「平成27年9月関東・東北豪雨」の話に戻ります。このとき東京都や神奈川県など周辺の地域のDMATが被災地に派遣されていたのですが、私は神奈川県災害医療コーディネーターならびに神奈川県のDMATを統括する立場で神奈川県庁の派遣医療本部にいました。浸水して透析治療などを継続することができなくなった病院の患者さんを他の病院に移すために、現地に派遣したDMATの部隊の後方支援にあたったのです。

同じ年に起きた熊本地震や東日本大震災のときもそうでしたが、台風や地震で病院が被災した際に、その程度によっては「病院避難」をしなければならないということを目の

＊3 ハリケーン｜西インド諸島近海・メキシコ湾などに発生する強力な熱帯低気圧。日本の台風にあたる。

当たりにしたわけです。１９９４年の米国カリフォルニア州のノースリッジの大地震や、２００５年のハリケーン[*3]による災害（カトリーナと命名）のときに、いくつかの病院から一部の人あるいは全員が避難しました。このことは資料を読んで知ってはいたのですが、こう立て続けに日本でも起こるとは思いもしませんでした。

このころ、MIMMS（ミムス）の日本支部とでもいうべき、MIMMS日本委員会[*4]で日本独自の「病院避難[*5]」の標準的な対応方法の研修コースを作ろうと強く思ったのです。MIMMS日本委員会は、イギリスで開発し提唱されたCSCATTT（シーエスシーエーティーティーティー）を中心にした災害時の医療対応の研修コースを、日本語に訳して日本の災害時の医療に関わる人たちに提供してきた医療従事者たちの団体です。２００３年に設立されました（MIMMSとCSCATTTについては第3章で詳（くわ）しく説明します）。

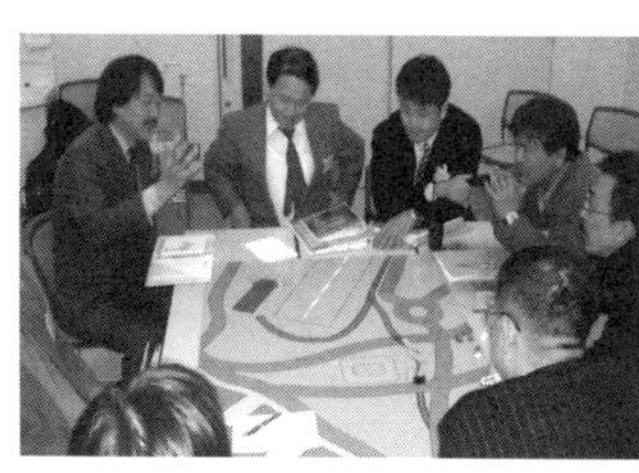

MIMMSトレーニングコースシミュレーション中の一風景。いちばん右端が筆者（2004年2月9日撮影）。

＊4　**MIMMS（ミムス）日本委員会**｜MIMMSを作った英国のALSGという慈善（じぜん）団体の日本支部の役割を持つ組織。

＊5　**病院避難**｜被災して危険にさらされている病院の中の、一部またはすべての患者さんと、来院している人やスタッフを、他の病院や施設にできる限り安全に移動させること。

さてその「病院避難」のコースですが、約2年間かけて検討して試作品ができました。2020年リリース予定です。研修コースの名前はJ-HELP。Japan Hospital Evacuation and Life support and Preparedness の頭文字を集めたものです。Japan をHELP。つまり「日本を助ける」という意味を込めました。今度は日本からイギリスに輸出する番です。

さて今度はずっと昔のことをお話しします。1991年のことです。バングラデシュのベンガル湾沿岸地域が、とても大きなサイクロン[*6]による高潮によって大々的な被害を受けました。このとき私は、国際緊急援助隊医療チーム（JMTDR：Japan medical team for disaster relief）の一員として現地で3週間ほど活動をしました。私が派遣された時期はすでに災害を受けてから2週間ほど経っていましたので、家屋や施設から水は引いていました。でも、点在している周辺の島々の避難所にはまだ多くの人々が避難していました。またあちこちの救護所では、蔓延こそしていませんでしたが、コレラなどの感染症に対して治療を受けている人たちもいました。このように、この時期には、水

＊6　**サイクロン**｜インド洋などで発生する強い熱帯低気圧。日本の台風にあたる。

や食べ物、トイレなどの整備が追い付かず、感染症の対応に追われることになるのです。

「自然災害リスク」ランキングで日本の５都市がランクイン

地震、台風、豪雨、豪雪、火山噴火が絶えず起こる日本は、本当に自然災害の多い国です。スイスの再保険会社（スイス・リー）は、地震、津波、洪水、高潮、暴風の５つの項目を分析し、『自然災害リスクの高い都市ランキング』（２０１３年）を発表しました。調査の対象となった世界６１６都市のなかで、１位が東京と横浜、５位が大阪と神戸、６位が名古屋という順位でした。

１位の東京と横浜という大都市では、とても多くの人が大地震の影響を受ける可能性があるというのが理由です。５位の大阪と神戸は、暴風雨や河川の氾濫、津波の起こる危険性が指摘されています。また、６位の名古屋の近くには活断層があること、津波や台風の被害を受ける可能性があるのがランクインの理由です。

「海外から見ても、日本は自然災害の多い国だと思われているんだなぁ」という感想は、確かにその通りなのです。

災害に関する法律が１００以上！

日本には、さまざまな災害への対策や対応について定められた法律が１００以上もあります。法律では地震や台風などの原因によって生じた「被害」を災害と定めています。被害とは、「国民の命・身体・財産に生じるもの」としていますが、被害の規模については、具体的に定められていません。

また、災害に関する法律は、「予防」、「応急」、「復旧・復興」[*7]の３つに大きく分類されています。

予防に対しては、「地震・津波」、「火山」、「風水害」、「地滑り・崖崩れ、土石流」、

*７ 復旧・復興｜復旧は、災害以前の状態に戻すこと。復興は、将来にむけて、より安全で快適な新しい生活の場を作ること。

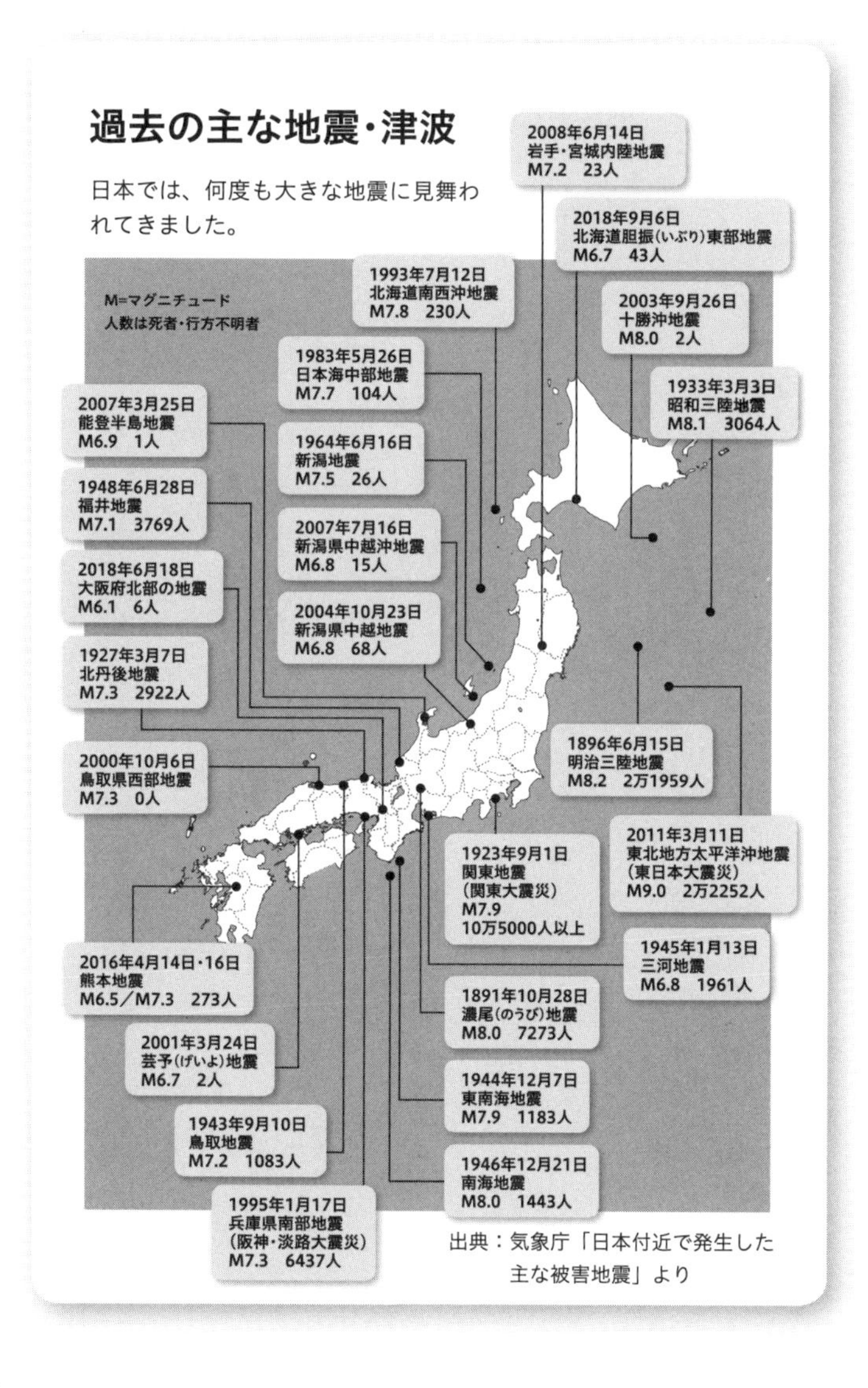

出典：気象庁「日本付近で発生した主な被害地震」より

「豪雪」、「原子力」と、災害の種類ごとに細かい法律が作られています。

災害が発生したときに適用される応急の法律には、「災害救助法[*8]」、「消防法[*9]」「警察法[*10]」、「自衛隊法[*11]」などがあり、これらの法律に基づいて、救急隊、消防士、警察官、自衛隊員などが、出動命令を受けて災害の現場に駆けつけます。

復旧・復興の法律では、被災した人に対する補助金などについて定められています。

こうしたさまざまな法律の基本となっているのが『災害対策基本法』です。

災害対策基本法とは、「国土並びに国民の生命、身体及び財産を災害から保護するための（略）、もって、社会の秩序の維持と公共の福祉の確保に資すること」を目的した法律です。

このなかでは、防災に対する国や都道府県などの地方自治体、指定公共機関が行うべき責任として、防災に対する計画を作成し、災害が起こったら計画に基づいて実行し、お互いが協力しあうことが定められています。

＊8　**災害救助法**｜災害直後の一時的な生活の助けについて定めた日本の法律。

＊9　**消防法**｜国民の命や財産を火災から保護すること、火災や地震等の災害時の被害を少なくすることを目的とする法律。

国としては、内閣総理大臣を会長とする中央防災会議が、災害対策基本法に基づいた「防災基本計画」を作成しています。これに基づき、都道府県・市町村の各防災会議、指定公共機関も、それぞれが防災のためにするべき業務計画を作成します。

指定公共機関とは、日本銀行、日本赤十字社、日本放送協会、通信会社、電力会社、ガス会社、道路会社などのこと。災害時にはこうした公共機関との協力が不可欠です。

では、具体的な災害対策には、どのようなものがあるでしょうか。

災害の予防としては、防災組織の整備、防災訓練の実施(じっし)、防災施設の整備、物資や資材の備蓄(びちく)など。応急としては、消防・水防団、警察官などへの出動命令、被害状況の報告、避難指示や勧告(かんこく)のほか、警戒区域(けいかい)を設定したり、立ち入りを制限禁止したり、交通規制なども行われます。

さらに、災害対策基本法では、国民にも、自ら災害に備え、自発的な防災活動への参加などをする責任が明記されています。災害に備えてどんな準備をするか、災害が起こ

＊10　**警察法**｜個人や公共の安全や決まりを守るため、また、その仕事ができるように警察のしくみを定めた法律。

＊11　**自衛隊法**｜自衛隊の果たすべきこと、部隊のしくみ、自衛隊の行動や権限などを定めた法律。

ったらどのように行動するかということを考えておくのは、自然災害大国に暮らす国民の義務というわけです。

日本の災害対策は、世界でも高評価

日本が世界からも自然災害の多い国であると思われているという調査を紹介しましたが、一方で、自然災害に対する日本の防災力を評価する調査もあります。

国連大学が世界171カ国を対象に、自然災害に見舞われる可能性や対処能力などを評価した『世界リスク報告書』(2016年版)が、それです。この調査では、地震、台風、洪水、干ばつ(日照りなどによる長期間の水不足の状態)、海面上昇の5種類の自然災害について分析し、自然災害に見舞われる可能性だけではなく、自然災害への対処能力などを加えて、総合的に評価したものです。

結果は、「自然災害に見舞われる可能性」では、日本は４位です。でも、総合的な「世界リスク評価」の順位は17位と、リスクが低くなっています。この理由は、「自然災害に対する対策を講じている」ことが評価されたためです。

道路、鉄道、空港、通信施設といった生活や産業を成り立たせる公共の設備やサービス、電気、ガス、水道などの生きるために不可欠な設備も、日本は整備されています。それだけではなく、昔からさまざまな自然災害に見舞われた国なので、その経験を生かして、細かいところまで法律が作られているのは、これまでにも説明したとおりです。

災害に備えて計画を練り、人材や物資の準備をして、練習もしていますから、災害時には、すぐに出動して処置ができるようになりました。こうしたことが、「災害に対処する能力も優れている」と、世界でも認められているのです。

日本は、小さな国土に多くの人が暮らし、足元では４つのプレートがぶつかって、北でも南でも、もちろん中央でも、一年中地震が起こります。雨や雪もたくさん降って、洪水が起きたり、土砂がくずれたりして、たびたび日常生活がマヒしてしまいます。

でも、日本では災害が起こるたびに、災害の種類、規模、特徴などについて検討し、災害に対する準備を整えて、弱点を補強してきました。

「こういう国に住んでいるんだなぁ」と、この章では、まずそれを覚えておいてください。

災害には人が起こすものもある

災害の種類には、自然災害以外にも、人が起こす「人為(じんい)災害」があります。航空機の墜落や列車脱線などの大規模の交通事故、産業関連事故、大規模な火災などがあります。東日本大震災で起きた原発の事故なども、人為的な災害です。

さらに、近年相次いでいるテロリズムによる多数のケガ人や病人が発生する事故も、人が起こす代表的な災害です。

その他には、マスギャザリング[*12]も災害の一因になります。日本では、2020年に、東京オリンピックがあります。世界中の人たちが集まったその期間中に、多くのケガ人や病人が出ることも心配されています。そうした場面を想定した場合にも、これまでの日本がつちかってきた防災対策が、大いに役立ちます。

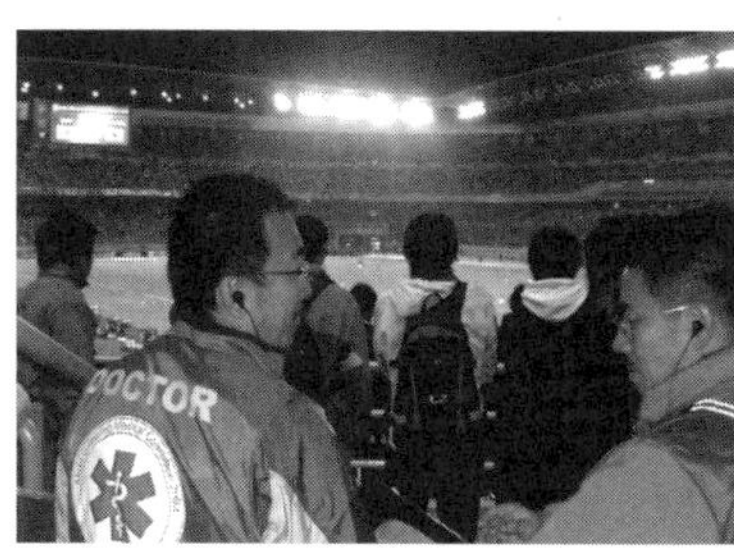

横浜国際競技場で開催されたサッカー国際大会「TOYOTA CUP」の医療班として活動中の写真。向かって右は盟友の故 勝見敦先生(2003年12月14日撮影)。

オリンピックは世界最大規模のマスギャザリングであることは「はじめに」で少し紹介しました。特に今回開催される時期の東京は高温かつ多湿です。心配なのは、選手はもちろん観客の熱中症ですが、もうひとつの心配はテロです。国際的にとても注目が集まるイベントですから、他よりも起きるリスクは高くなります。

＊12　**マスギャザリング**｜一定の期間に限定された地域に、同じ目的で集合した多人数の集団のこと。群衆、あるいは集団形成。

1996年のアトランタオリンピックの際には、実際に起こっています。会場ではなく、市民が集まる広場で爆弾（ばくだん）によるテロがありました。熱中症に比べて起きる可能性は極めて低いですが、起こった場合の被害はとてつもなく大きいものです。したがって、「最悪のシナリオとして対策を立てておく」ことが必要になります。

左ページの表に示したようなリスクがありますので、開催中の会場だけでなく、地域全体の救急医療や災害時の医療計画の強化を図（はか）る必要があるのです。

2002年に日本と韓国（かんこく）が共催した国際サッカー大会であるFIFAワールドカップのときにも全国的に準備をし、世界中から多くの観客が集まる中、全国10会場の救護所において、計1661人の傷病者が発生しています。幸いテロはありませんでした。

地元の保健師さんたちとともに

2004年秋に起こった新潟中越地震（にいがたちゅうえつじしん）のときの話をします。

マスギャザリングのときは医療の需要が増加する

下記のような理由で救急需要の増加が起こりうる

●地域の一時的な人口増があるので…
　➡ 感染症、消化器疾患、食物関連疾病など

●会場までのアクセスが悪いと…
　➡ 外傷、熱中症、疲労など

●興奮度の高いイベントだと…
　➡ 急性冠症候群（心筋梗塞など）、脳卒中、外傷など

●気象条件が悪いと…
　➡ 熱中症、低体温症、呼吸器合併症など

●アルコールが出されるイベントだと…
　➡ 外傷、急性アルコール中毒など

●地域の一時的な人口密度の高まりがあるので…
　➡ 同時多数傷病者発生事故が起きる可能性
　　・地域の一時的な人口増による事故（群衆なだれなど）
　　・関心度の高さ・国際情勢に関連したテロリズム

そのとき私は、都内の木造の居酒屋の2階にいました。高校のサッカー部ＯＢ会の懇親会の真っ最中に、いきなり「グラグラグラッ」と大きく揺れだしたのです。まもなく揺れは収まりましたが、直感的に遠方でとてつもなく大きな地震が起きていると思いました。

残念ながらいやな予感は当たり、大きな被害が出ていました。それからちょうど1週間後の10月30日から11月7日の間、当時勤めていた大学病院を含めた多くの医療機関が、東京都医師会「新潟県中越地震医療チーム」として新潟県小千谷市に派遣されることになりました。

当初私は派遣する部隊の後方支援の役割を担っていましたが、11月2日から第二次隊の隊長として、5つの医療機関の混成チームで現地入りすることになりました。医師9名、看護師9名、薬剤師1名、事務員3名の総勢22人の部隊です。

目的は、もちろん医療支援ですが、それとは別に私に課せられた任務は今後どの程度

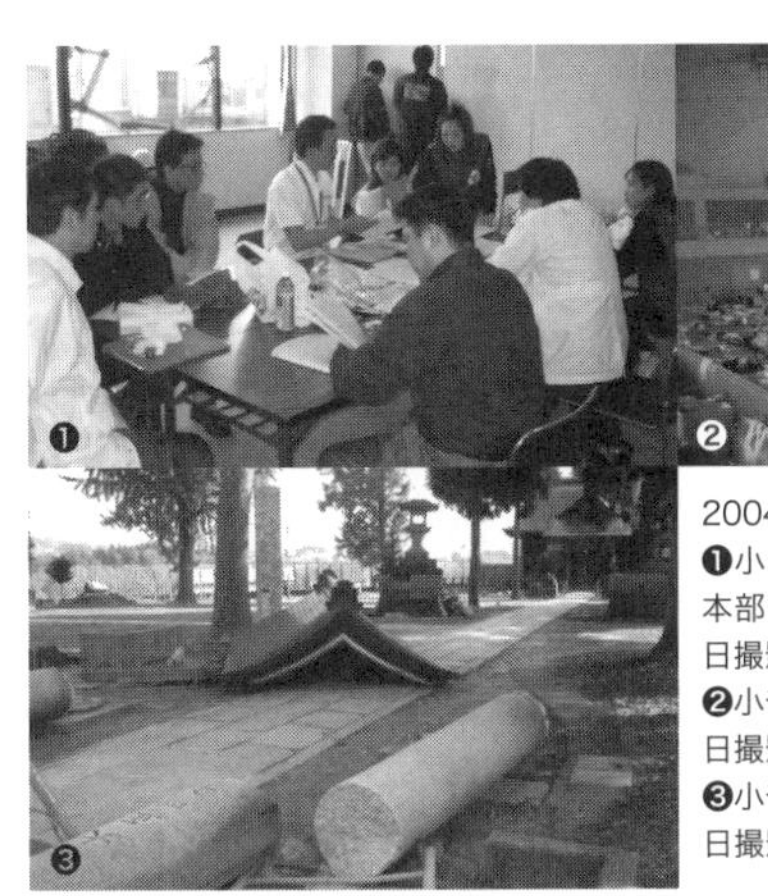
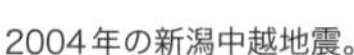

2004年の新潟中越地震。
❶小千谷総合病院会議室に置かれた救護班本部でミーティング中。中央が筆者（11月2日撮影）。
❷小千谷総合体育館避難所内の様子（11月5日撮影）。
❸小千谷総合病院近くの神社の境内（11月6日撮影）。

支援を続けていくべきかどうかの判断をすることでした。前任の部隊が支援している病院で引き継ぎをしたあと、付近の神社の鳥居が倒（たお）れているのを横目で見ながら、市内の救護所になっていた体育館に向かいました。そこにはまだまだ多くの避難者が寝泊（ねと）まりしている状態でした。

　私の役目は、そのとき活動していた救護班全体をとりまとめることで、みなで手分けして少しずつ自分の家に戻っている人たちを巡回（じゅんかい）したり、周辺のあちこちの救護所を分担したりして、診療にあたりました。

　この「手分け」するのを的確にサポートしてくれたのが地元の保健師さんたちでした。本当に助かりました。まさに地元に密着したという言葉がぴったり。どこそこに●●さんのおばあちゃんが一人暮らししている、そこには3世帯が暮らしている、などなど、地元の人たちの暮らしぶりを完全に把握(はあく)しているので、刻々と変化する日々の医療ニーズを把握するのがとても楽でした。

保健師さんや地元の医師会のお医者さんたちと協力して、ニーズに応じた医療救護班の配置を行う。このように災害時には多くの職種の人たちが一丸となって医療支援にあたるのです。

ちなみに、私たちの部隊が撤収する前日に、当時の天皇皇后両陛下が小千谷市総合体育館にお見舞いに来られました。みなさんにやさしく声をかけながら歩くお二人を、本当に大勢の人たちが笑顔で取り囲んでいた風景を今でもよく覚えています。

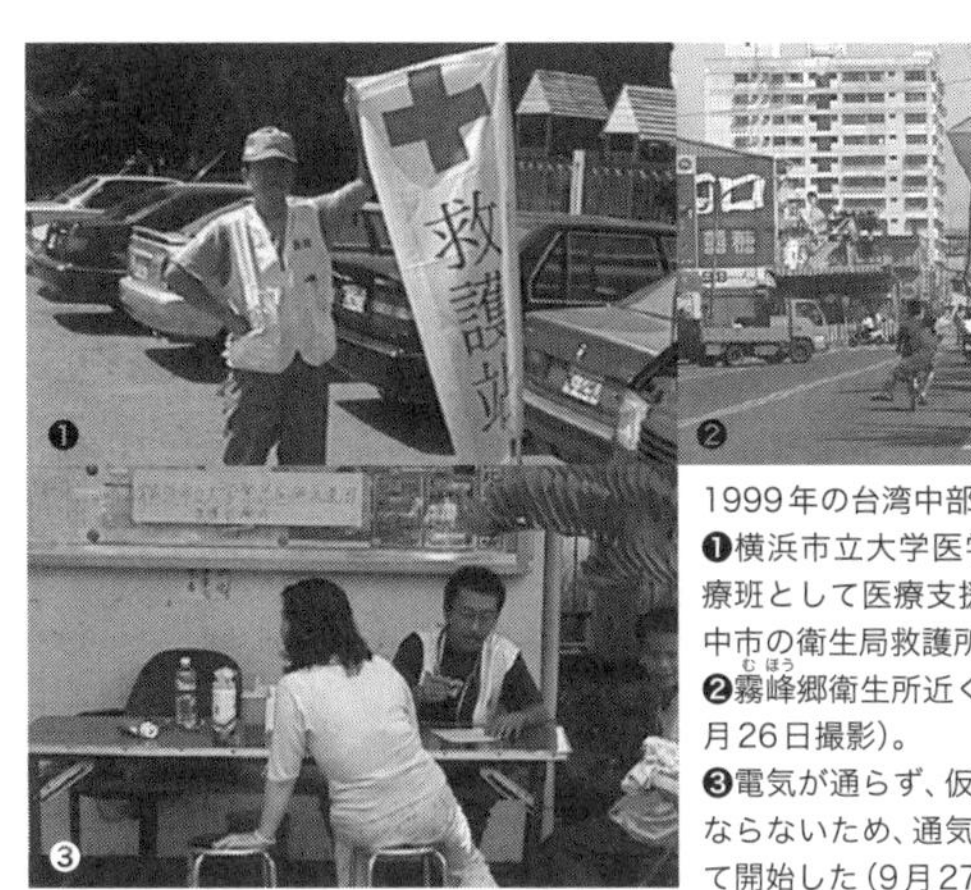

1999年の台湾中部大震災時。
❶横浜市立大学医学部附属浦舟病院緊急医療班として医療支援派遣。掲げているのは台中市の衛生局救護所の旗（9月26日撮影）。
❷霧峰郷衛生所近く。ビルが倒壊している（9月26日撮影）。
❸電気が通らず、仮設診療所内の空調もままならないため、通気のいい外での診療も併せて開始した（9月27日撮影）。

医者だけじゃダメ

1999年9月21日。台湾で大地震がありました。高い建物が倒壊している様子をテレビが次々と報じていました。当時横浜市立大学の附属病院に勤めていた私は、台中市に国際医療支援に行くことになりました。メンバー構成は、なんと台湾出身のお医者さん2名を含む6名のお医者さんのみ。なぜこのとき、お医者さんしかいないチーム構成になったかは、今でもとても疑問です。まあ、当時はまだこのような医療支援班のチーム構成の模範のようなものはありませんでしたから、きっと手探りの中、えいやっ！で決めたのでは？と思っています。

さて、現地に着いてまず市の対策本部に行き、台湾の高雄市から来ていた看護師さんたちと現地でチームを組みました。次に被災地内に入って救護所を開設し、5日間で250人ほどの患者さんを診療したのですが、案の定いろいろとむずかしいことが起きました。

歳を取った患者さんの中には日本語を流ちょうにしゃべれる人もいましたが、多くはもちろん話せませんので、台湾出身のドクターの通訳に頼ることになります。加えて、現地で組んだ看護師さんたちとの会話は、カタコトの日本語と英語。さらに薬を患者さんに渡したり、そのあとの薬の管理をしたり、診療した人たちの記録を整理したりなども自分たちですべてしなければなりません。

そんなわけでとても効率が悪く、毎日へとへとでした。看護師さんや、薬剤師さん、医療事務の人などがいたら……と思いながら診療にあたっていたことを思い出します。

コラム 2

被災地の避難所で活躍する人たち

災害発生直後には、救出救助や救急医療が中心になりますが、時間の経過とともに状況も変わり、一段落する時期になると、それまでとは別の医療が求められるようになります。

初期の処置から専門的な治療へと移っていきます。

また、災害直後から避難所に移り、そこでの生活が長くなるにつれて、体調が悪化する人も少なくありません。疲れや不安から気分が落ちこんだり、持病が悪化したりするなど、避難している人はそれぞれに健康上の事情を抱えています。

その一方で、男性も女性も、高齢者も子どもも、同じ施設でいっしょに生活をしている中で、生活水やトイレといった集団の衛生管理も必要になってきます。

避難所で生活を続けると、どんな病気にかかりやすくなるのか、それに対して医療や看護をしている人たちは、どのような活動をしているのかを考えてみましょう。

避難所で起こりやすいのは、どんな病気？

◉呼吸器の感染症

呼吸器とは、鼻やのど、気管や肺などの器官のことです。避難所の床に寝ていると、床から舞い上がるほこりなどを吸い込んで、呼吸器の感染症を発症しやすくなります。空気が乾燥している季節や、水が少なくて口の中のケアが不十分になりがちな場合も起こりやすくなります。代表的な病気が肺炎で、高齢者はとくに注意が必要です。

◉脱水

水が十分に使えなかったり、トイレの環境が整っていなかったりする避難所では、水を飲むことを控えてしまう人が少なくありません。その場合に心配されるのが脱水です。

脱水になると血液がドロドロになり血栓（血のかたまり）ができやすくなりますから、体を動かすことが少ない避難所生活では、腰や脚にある血管に血栓ができることが心配されます。腰や脚にできた血栓が、血管内を流れて肺の血管が詰まると、胸の痛み、呼吸ができない、血液が循環できない、といったいわゆる「エコノミークラス症候群」という病気になることがあります。これについてはあとで詳しくお話しします。

◉カゼ、インフルエンザ、下痢

冬になると流行するのがカゼやインフルエンザ。集団生活が続く避難所では、手洗いやうがい、マスクの着用や換気などで予防をします。急性の下痢も、カゼやインフルエンザと同じ方法で予防できます。

また、食べ物を大切に残しておくと、それが原因で食中毒が起こる場合もあります。

◉生活不活発病

筋肉の力が弱くなったり、筋肉が硬くなったりすると、体を動かすことがむずかしくなります。生活が活発にできない状態が続くと、体の機能だけでなく気持ちも沈んでしまうため、だんだん動けなくなり、やがて寝たきりになってしまう病気です。

高齢で筋力が弱くなった人が、病気などで寝込むことをきっかけに発病することが多いので、体と心の両方の機能を取り戻す治療が必要になります。

◉深部静脈血栓症（いわゆるエコノミー症候群）

避難所に限らずですが、避難生活を強いられているときに起こりやすい病気についてお話しします。

避難所ではなく、自分の車の中で寝泊まりする人たちに起こる可能性がある病気です。狭い車内で、寝返りなどがうまくできず、やむを得ず同じ姿勢でいる時間が長くなってしまうと、血液の流れが悪くなり、足などの静脈の中に血のかたまりができることがあります。

このような状態を「深部静脈血栓症（Deep Venous Thrombosis：DVT）といいます。できた血のかたまりは、血液の流れをさらに悪くするばかりか、肺などの遠くの血管に飛んで行ってしまうことがあります。かたまりの大きさや飛んで行った先の血管の太さによりますが、呼吸の状態が悪くなり、ひどい時にはショック[*1]になったりします。

そうならないように、予防方法の指導が大事です。そして、そもそも「避難所」は、ホテルのように個室で区画された環境ではありません。そのような場所で集団生活をしなければならないから、車の中で寝泊まりする人たちがいるわけです。ですから、「避難所」の環境ができる限り整うような準備をすることが、これからのとても重要な課題です。

*1　**ショック**｜様々な原因によって体中の重要な臓器（脳や心臓など）や組織に血液が十分流れていない状態。命に関わるため、緊急の治療が必要。

避難所での健康を守る仕事とは?

【派遣医療チーム】

災害直後の救急医療を行う災害派遣医療チーム（DMAT）にかわり、この時期の医療を行うのは、日本医師会災害医療チーム（JMAT）や日本赤十字病院の医療チームなどです。

避難所生活で、高血圧や糖尿病、腰痛やひざ痛といった持病が悪化した人に対して診察や治療をしたり、保健所の人といっしょに避難所の衛生管理や感染症予防をしたりするなど、多くの医療チームが協力して、被災地域の医療を助けていきます。

【災害医療コーディネーター】

厚生労働省は、東日本大震災のときの経験をもとに「災害医療コーディネーター」という役割を持つ人を都道府県ごとに任命しています。災害時に、都道府県や保健所そして市町村が適切に連携して保健活動や医療活動ができるように、うまくとりまとめるのが仕事です。被災地の保健医療のニーズを調べ、それをもとにして避難所や救護所へ医療チームを派遣したり、自宅や施設への巡回診療や病院の支援のためのチームを派遣したりします。

【災害時健康危機管理支援チーム（DHEAT）】

「災害時健康危機管理支援チーム」は、2018年3月に新しく創設された厚生労働省の制度です。英語名はDisaster Health Emergency Assistance Teamで、それらの頭文字をとってDHEATと呼ばれています。被災地で必要とされる保健医療の情報を集めて分析したり、関係する機関との連絡や調整をしたりするのが仕事です。

東日本大震災や熊本地震のときに、被災地域の自治体の建物やライフラインが被害を受けたために、受け入れ側の自治体の指揮あるいは調整をする機能が落ちてしまいました。そのため、せっかく送られてきた物資や応援で来た人たちを、必要なところに必要な分だけ配分や配置をすることができませんでした。このような経験をもとに２０１８年の３月にこの制度が作られたのです。

同じ年の７月に起きた西日本豪雨災害のときに、岡山県から厚生労働省に要請があり、倉敷市の備中保健所に派遣されたのが最初です。あらかじめ登録された職員の中から、１班当たり５名程度で構成され、公衆衛生が専門の医師、保健師、業務調整員（ロジスティクス）のほか、薬剤師、獣医師、管理栄養士、精神保健福祉士や臨床心理技術者など、たくさんの職種の人たちが必要に応じて加わります。西日本豪雨災害のときには長崎県のチームが派遣され、各地から集まった医療などの支援チームの指揮・調整にあたりました。

【看護師】

救急や災害時の看護の専門家としては、「救急看護認定看護師」や「災害看護専門看護師」、介護の必要な人の皮膚の傷や排泄などの世話をする「皮膚・排泄ケア（WOC）認定看護師」、避難所の衛生を管理する「感染管理認定看護師」、精神や心理ケアを専門とする「精神看護専門看護師」などが挙げられます。

こうした人たちが中心となって、医師と連携をとったり、必要な医療・衛生物資の調達をしたりして、避難所で生活をする人の健康を支えています。

【保健師】

地域住民の保健指導や健康管理をする保健師は、災害発生直後から避難所の設置や避難者の数を把握する作業を行います。保健活動の全体を指揮する「リーダー保健師」と避難所などで活動する「現場の保健師」がおり、避難所では、医療スタッフと協力して、避難者の健康調査をしたり、個々の相談を受けたり、気持ちを和らげたりするのも大事な役目です。

また、生活用品や衛生用品の確保も保健師が担当する仕事ですし、避難所の衛生管理や生活環境の整備をして感染症予防につとめなくてはなりません。

【医師】

あかちゃんや高齢者、介護が必要な人や障害のある人など、さまざまな人が生活する避難所では、内科、小児科、整形外科、婦人科など、あらゆる病気に対する総合的な診療が求められます。避難後に、ケガをしたり、病気にかかったり、持病が悪化したりする人が出ることも多いので、医療スタッフは、そうしたニーズをキャッチしながら治療をしていきます。

【歯科医師・歯科衛生士】

災害時には、歯が折れたり、口の中をケガしたり、入れ歯などの義歯が紛失(ふんしつ)したりすることがたくさんあります。災害直後にも緊急で治療をしますが、避難所の生活が続くと、口内炎や歯肉炎(しにく)がふえたり、入れ歯がないので食事ができなかったりという不便や不調が続出します。

また、水が少ない状況では、歯磨き（はみがき）も入れ歯磨きも十分にできないので、口内の細菌（さいきん）が急増します。こうした細菌を寝ている間に唾液（だえき）といっしょに飲み込んでしまうと、高齢者では肺炎を引き起こすことがあります。

避難所で生活をする人には、口内の健康はとても大事なことですから、口内の状態をチェックして、必要な治療をする歯科医師や歯科衛生士の活動が求められます。

【薬剤師（やくざいし）】

災害の発生した現場では、医薬品が欠かせません。薬剤師の仕事には、医薬品の仕分けや管理、避難所で必要な分を手配するほか、患者さんに薬の飲み方や飲む回数の説明をしたり、限られた医薬品の中から同じ効果のある薬を選んだりすることもあります。医師や看護師と協力して、こうした仕事を行います。近年では、災害地に薬剤師を派遣することも多くなりました。

【理学療法士・作業療法士】

理学療法士、作業療法士は、どちらもリハビリテーションの専門家です。リハビリテーションとは、病気やケガなどによって体の機能が低下したり、日常の生活動作が不自由になったりした人が機能を回復するために行うトレーニングのこと。

理学療法士は、立ち上がる、起き上がる、歩くという基本的な体の動作のリハビリテーションを指導し、作業療法士は、食事をする、顔を洗うといった日常生活の動作や細かい指の動作などを指導します。

災害が起こる前から、こうしたリハビリテーションを続けていた人には、トレーニングが中断すると、いろいろな生活動作がむずかしくなるので、避難所でも続けていくことが大切になります。

【こころのケアの専門家】

大きな災害を経験した人は、こころにも被害を受けます。そうした人たちをサポートするために、災害派遣精神医療チーム（DPAT（ディーパット））など、こころのケアを専門とするお医者さんも活動しています。

被災地には、避難所で生活する人たちだけでなく、自宅で避難生活をしている人もたくさんいます。医療や介護の仕事をする人たちは、こうした自宅避難の人たちの健康状態を見守ることも大切な仕事のひとつです。

また、災害の現場や被災地で医療や介護をする人のなかには、本人やその家族も被災をしている人がいることも知っておいてください。

災害への備え

行政（公助）、地域や企業（共助）、自分や家族（自助）が、
それぞれに準備して災害に備える必要がある

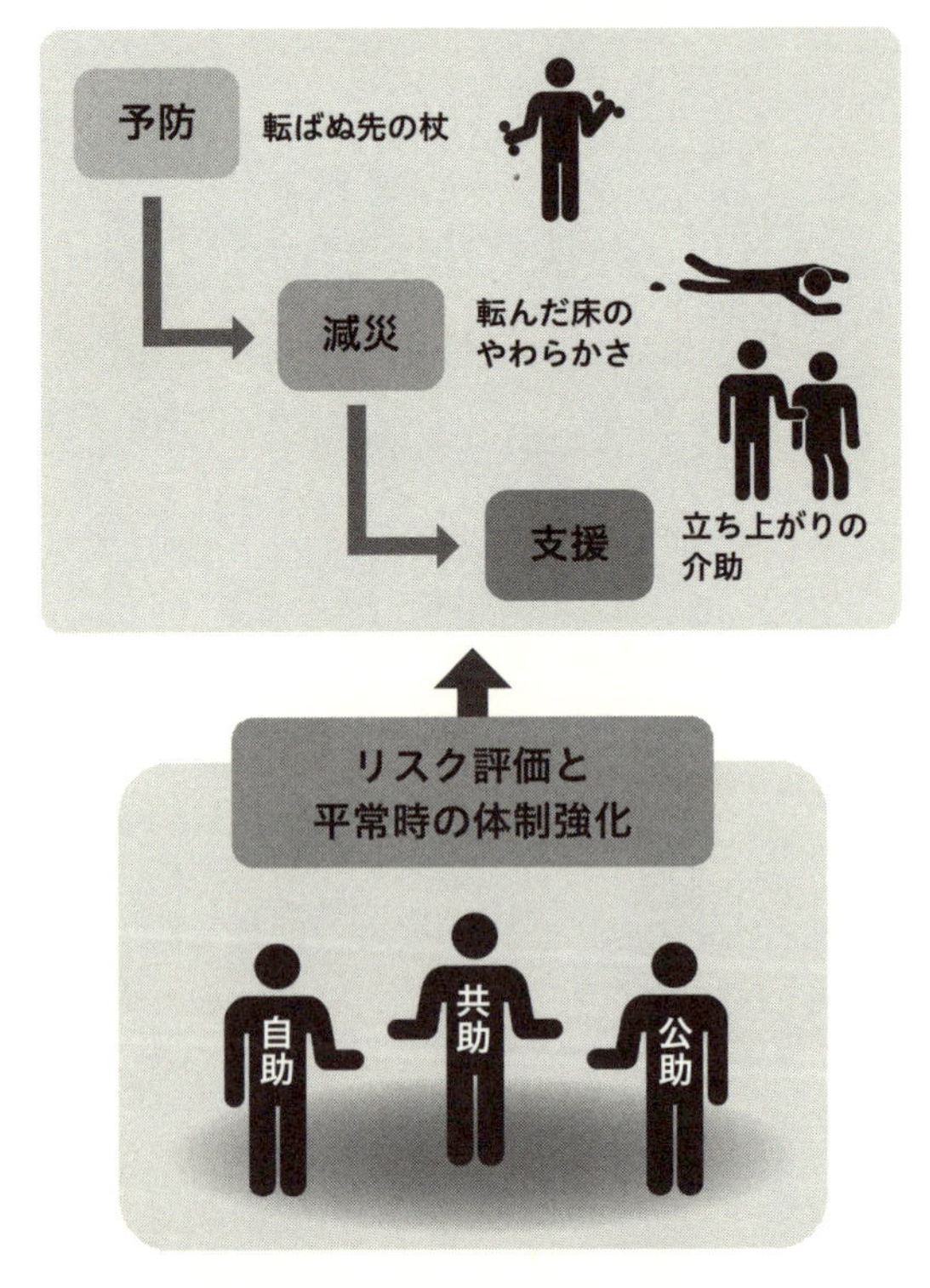

森村尚登「災害時の医療：高齢者の災害対策、Geriatric Medicine（老齢医学）2018;56:965-968.」より引用（一部改変）

第3章

災害時の医療とは

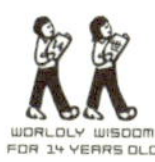

災害時に活躍するドクターヘリ

前の章では、日本で多発する災害について説明をしてきました。

私たちが暮らしている日本は、4つのプレートがぶつかった上にあるため各地で地震が起こる、また台風の通り道なので毎年のように豪雨による浸水や土砂崩れの被害がある、という災害大国です。

ただでさえ国土が狭いのに、たくさんの人が住んでいますから、地震や台風は単なる自然現象では終わらず、人の命や家屋への被害を招く「災害」に直結してしまいます。

こんなことがわかると、災害大国で暮らす私たちは、かなり心配になってしまいますね。その一方で、日本では災害に対するさまざまな取り組みが進んでいます。

みなさんに少しでも安心してもらうために、この章では私が専門とする災害時の医療という面から、いま日本ではどのように災害への取り組みが行われているかを説明したいと思います。

災害時の医療と聞くと、みなさんはどんな場面を想像しますか？

テレビや映画でおなじみとなった「ドクターヘリ」のように、飛行機事故が起こった山中やトンネルの崩壊現場で、救急医や看護師が懸命に医療を行っている姿でしょうか。

では、そのあたりから説明していきましょう。

ドクターヘリは、災害や事故に遭遇し、緊急の治療を必要とする人のために出動する救急医療専用のヘリコプターです。消防署や現場に着いた救急隊などからの出動要請を受けて、救急専門のお医者さんと看護師さんが搭乗して現場に駆けつけます。そして、災害現場から病院へ運ばれる機内においても必要な治療を行います。

ドクターヘリは、１９９５年の阪神淡路大震災がきっかけとなり、２００１年に運用が開始されました。２０１８年９月現在で、全国で53機のドクターヘリが配属されています。

ドクターヘリに搭乗できるのは、専門の教育を受けたフライトドクターやフライトナースと呼ばれる人たちですが、彼らは必ずしもドクターヘリ専門というわけではなく、いつもは病院内で救急医や看護師として働いていることが多いです。

そして、いざ出動要請があると、フライトドクターやフライトナースとなってドクターヘリに搭乗し、災害現場でケガをした人の治療や搬送を行います。

いままでお話ししてきた意味での「災害」ではないのですが、自分の心のうちでは「大災害」だったエピソードをお話ししたいと思います。

今からもう30年以上前のこと。私が医者になって3年目、都内の救命救急センターで修業中のときのことです。離島の診療所からの緊急の連絡を受けて、潜函病になったダイバーの人を島まで迎えに行くことになったのです。

潜函病とは、水中に潜った人が急速に水面まで戻ったときにおこる健康障害で、気圧の高い場所から急速に普通の大気圧の場所に出たことによって起こるものです。大きな病院での入院治療が必要と判断されたので赴くことになりました。

　そのころはまだドクターヘリというシステムはありませんでしたので、東京消防庁のヘリコプターにもうひとりの後輩のお医者さんと2人で乗り込んだのですが、さあ、島に着いてびっくり。聞いていた情報とは全く違って、とても重症だったのです。

　その場で緊急処置をしてから、ただちにヘリコプターに乗せて飛び立ちました。意識と呼吸の状態が悪かったので、飛行中も人工呼吸が必要でした。そのころは小型の人工呼吸器なんてなかったものですから、後輩のお医者さんと私が交互に、酸素を送り込むためのバッグを押しながら搬送しました。

　いよいよ血圧も下がってきて「まずいな」と思っていたところ、隣の後輩が突然大きな声で言ったのです。

「見てください！　東京タワーです！」

　なにをのんきなことを、と思いながら顔を上げると、なんと目の前いっぱいに東京タ

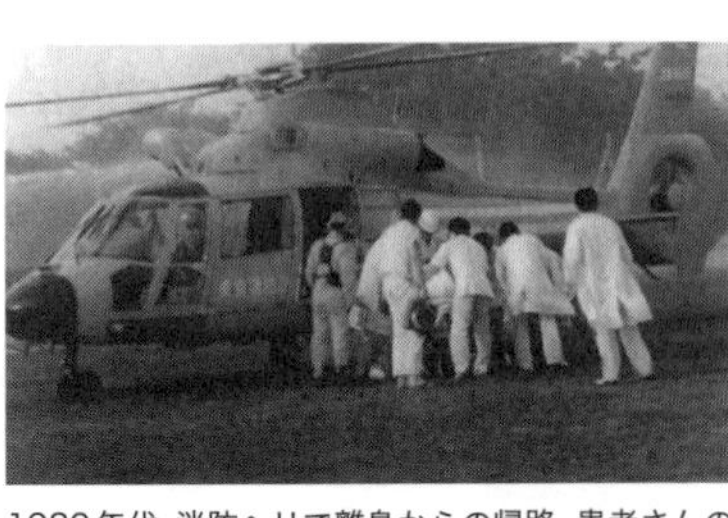

1980年代。消防ヘリで離島からの帰路、患者さんの状態が悪化したため、着陸場所を搬送先病院に近い大学構内のグランドに急きょ変更した際の様子。

ワーが飛び込んできました。なぜ？　離陸した場所に戻るのはこんなルートではないはずです。そのとき機長からアナウンスが入りました。

「着陸場所を変更、これから東京大学構内の御殿下グラウンドに向かいます」

運ぶ先の病院とは目と鼻の先の場所でした。そのとき消防に勤務していた指導医（77ページの写真右の男性）の調整により、みんなが力を合わせて機転を利かせて患者さんを無事に病院まで運ぶことができたのです。

もうひとつエピソードをお話ししたいと思います。第2章で、自然災害以外でも、医療を必要とする側と提供する側のバランスがくずれることがあることをお話ししました。「人為災害」です。交通事故による同時多数傷病者発生事故もこの一つです。

20年以上前のこと。私が初めて事故現場に出動したときのことです。そのときは、ドクターヘリではなくドクターカーでした。3台の車が衝突したもようで、そのうちの1台は中央分離帯に乗り上げてボンネットがひしゃげていました。その周りをオレンジ色のユニフォームで身を固めた大勢のレスキュー隊員が救出活動をしているところでした。

現場を仕切っていた現場の救急隊の隊長さんを探してドクター2名が到着したことを伝え（Command & Control）、私たちが安全に活動できることを確認しました（Safety）。無線機を携帯し（Communication）、ケガをしている人が5名いると聞き（Assessment）、二手に分かれてケガをしている人たちの診療をし、優先度の高い人から病院への搬送を指示しました（Triage, Treatment, Transport）。

実は、この英語で書かれた7項目の頭文字をとったＣＳＣＡＴＴＴこそが、災害時の医療を行う上での重要な要素とされているものなのです。これについてはあとで何度も説明します。

災害時の医療ってどんなことをするの？

ここで、「あれっ？」と気がついた人がいるかもしれませんね。災害時の医療と救急医療は、いったいどこが違うのでしょうか。それを理解してもらうためには、医療における災害とは、そもそもどんな考え方をするのか、その説明をしなくてはなりません。

現在の日本の災害時の医療は、２０００年の初めにイギリスで提唱された考え方の多くを取り入れています。その中の一つが「医療にとっての災害とは何か」、つまり災害の定義です。「医療にとっての災害」とは、「地震や火事、豪雨や土砂崩れなどのように、多くのケガ人や病人が多数発生する現象によって、いつも通りの医療をすることができなくなる状態」のことをいいます。

例えば、地震が起こって、その地域の病院が倒壊してしまうと、地震によってケガをしたり、病気が悪化したりした患者さんの治療をすることができません。また、猛暑の中でのイベントなどがあり、大量の熱中症の患者さんが1カ所の病院に運びこまれたとします。こうなると、治療を求める大量の患者さんに対して、お医者さんや看護師さんなどの病院スタッフだけでは治療が追いつかなくなります。そのため、別の病院にも応援を頼まなくてはなりません。このような状況を、医療においての「災害」と考えているのです。

つまり、医療面での災害とは、次の2つが生じる場合だと考えてください。

①医療を必要とする側と提供する側のバランスがくずれる

②通常の医療を継続するために、外部からの応援が必要となる

では、災害時には、いつもと違う、なにか特別な医療が必要となるのでしょうか。

答えは「NO！」です。

災害であってもなくても、するべき医療に違いはありません。災害時でも、いつも通りの医療をすることが一番大切で、どうすれば災害という非常時に、いつも通りの医療をすることができるかが課題なのです。

ですから、いざとなったら病院内のお医者さんや医療スタッフは、内科や小児科、外科や整形外科などの診療科の区別を超えて、総力戦で治療に当たらなくてはなりません。それでも医療スタッフが足りなければ、地域の他の病院に応援をお願いすることになります。

災害時の医療と救急医療はどこが違う？

ところで、私は、この本の最初から「災害医療」とはいわずに、あえて「災害時の医療」といってきました。

これには、ちゃんと理由があります。「『災害医療』と聞くと、なにか特別な医療をするというイメージを持ちやすいから」です。実は、平常時でも災害時でもやるべき治療は同じ。ですから、災害時に行う医療という意味で、災害時の医療といっています。

ここまでのことをわかってもらった上で、「災害時の医療」と救急医療の違いを考えてみることにしましょう。

なお、これからお話しする「災害時の医療」とは、とくに急性期[*1]に焦点を当てた話です。災害の対応は、その規模にもよりますが、多くは長期的な対応が必要になります。本書では、そのうちの急性期にしぼってお話ししたいと思います。

さて、急性期の災害時の医療と平時の救急医療は、どちらも緊急の対応が必要になるところは同じですが、111ページの①「医療を必要とする側と提供する側のバランス」のくずれ方に、大きな違いがあります。

＊1　**急性期**｜災害発生直後から、およそ1週間ぐらいまでの時期。

救急外来に運ばれてくる患者さんにも、緊急の治療は必要ですが、その人数は少数です（ときには、集団ということもありますが）。これに対して災害時の医療では、対応能力をはるかに超える圧倒的多数の緊急患者さんが発生します。

また、地震や豪雨などの災害は、同じ県、市や区に限定して起こるわけではありません。多くの場合には、複数の県、市や区をまたいで起こるため、それぞれの県、それぞれの市や区で災害に対する対策を整えておくだけでなく、隣の県、近くの市や村と協力したり、援助したりする方法も決めておく必要があります。

さらに、災害というものは、病院がやっていない時間に起こることのほうが多いのです。病院の通常の診療時間を考えると、平日では朝9時〜夕方17時までの8時間くらいが一般的でしょうか。それ以外は、診療時間外で、土・日・祝日は休診となります。つまり、週のうちの約75パーセントは診療がお休みということ。お休みのときには、病院のスタッフが全員揃ってはいません。

確率から考えても、災害の多くは病院が休診して、病院スタッフが揃っていないときに起こるわけです。

ここまでお話ししてきた災害時の医療の特徴を、以下にまとめてみました。

①医療を必要とする側と提供する側のバランスが大きくくずれる
②災害は、同じ県、市や区にとどまらずに発生する
③災害は、病院の診療時間外に発生することが多い

確かに、災害時の医療は、医療の必要性と提供のバランスの大きさという点で救急医療とは違いますが、一刻を争って患者さんの治療を行うということに違いはありません。ですから、そうした場面での経験が豊富な救急科のお医者さんや医療スタッフが、災害時の医療の現場でも中心となって活動をします。

でも、災害の規模が大きくなればなるほど、患者さんの人数は増えますから、とても

救急科の人たちだけでは手が足りません。

そこで、災害時には、診療科の区別を超えて、外科、内科、整形外科、小児科、産婦人科などのお医者さんや看護師さん、さらにさまざまな医療スタッフも、全員が災害時の医療のスタッフになれるようトレーニングをしておく必要があるのです。

医療スタッフだけでは行えない

一刻を争い、全員総出で行う災害時の医療にも、いつか終わるときがやってきて、通常の医療体制へと戻(もど)っていきます。逆にいえば、災害時の医療から通常医療へと、いかにスムーズに戻すことができるかが大きな課題でもあります。

規模の小さい災害で、周囲に多くの病院がある地域であれば、通常の医療に戻るのは、わりとスムーズにできるかもしれません。

でも、東日本大震災や令和元年台風19号のような大災害ではどうでしょう。

電気や水道が止まり、鉄道や道路も寸断されて、復旧するのに長い時間がかかります。病院自体も大きな被害を受けましたから、通常の医療に戻すには、とても多くの時間がかかります。

病院そのものが壊れて電気が止まってしまえば、医療器械は動きませんから入院している患者さんの治療ができなくなります。エレベーターも使えなくなるので、患者さんを運ぶこともできません。

腎臓の働きが悪くなった患者さんの場合には、体内の不要な水分や塩分などを排出する働きが低下するので、血液から不要なものを取り除く「人工透析」という治療を1週間に数回程度行う必要があります。この治療には大量に水を使うために、水が使えなければ、こうした患者さんの命が維持できなくなります。

鉄道や道路が寸断されてしまえば、電気を復旧したり、水や食料を運んだりすることもむずかしくなりますから、陸路以外の手段で救助隊や救援物資を運ばなくてはなりません。それと同時に、鉄道や道路を一部だけでも復旧できるように対策も考えなくてはならないでしょう。

地震であれば、大きな本震のあとにも何度も余震[*2]が起こり、それが新たな被害を引き起こしますから、被災地で避難をしている人や救助に入った人たちの安全も守らなければなりません。

ですから、災害時の医療は、決して医療関係の人たちだけの力でできるものではないのです。国や県などの政治にかかわる人たち、警察、消防、自衛隊、交通機関などの多くの人たちと協力して、みんなで通常通りの医療ができる状態に戻していくのです。

「おまえはいいなあ」

第2章で少し触れましたが、2004年の新潟中越地震のときに医療救護班として現地で活動を終えて、1カ月くらい経ったころだったと思います。すでにそのころは多く

＊2　**余震**｜大きな地震(本震)の後に、引き続いて多数発生する地震のこと。

災害時の医療と救急医療の違い

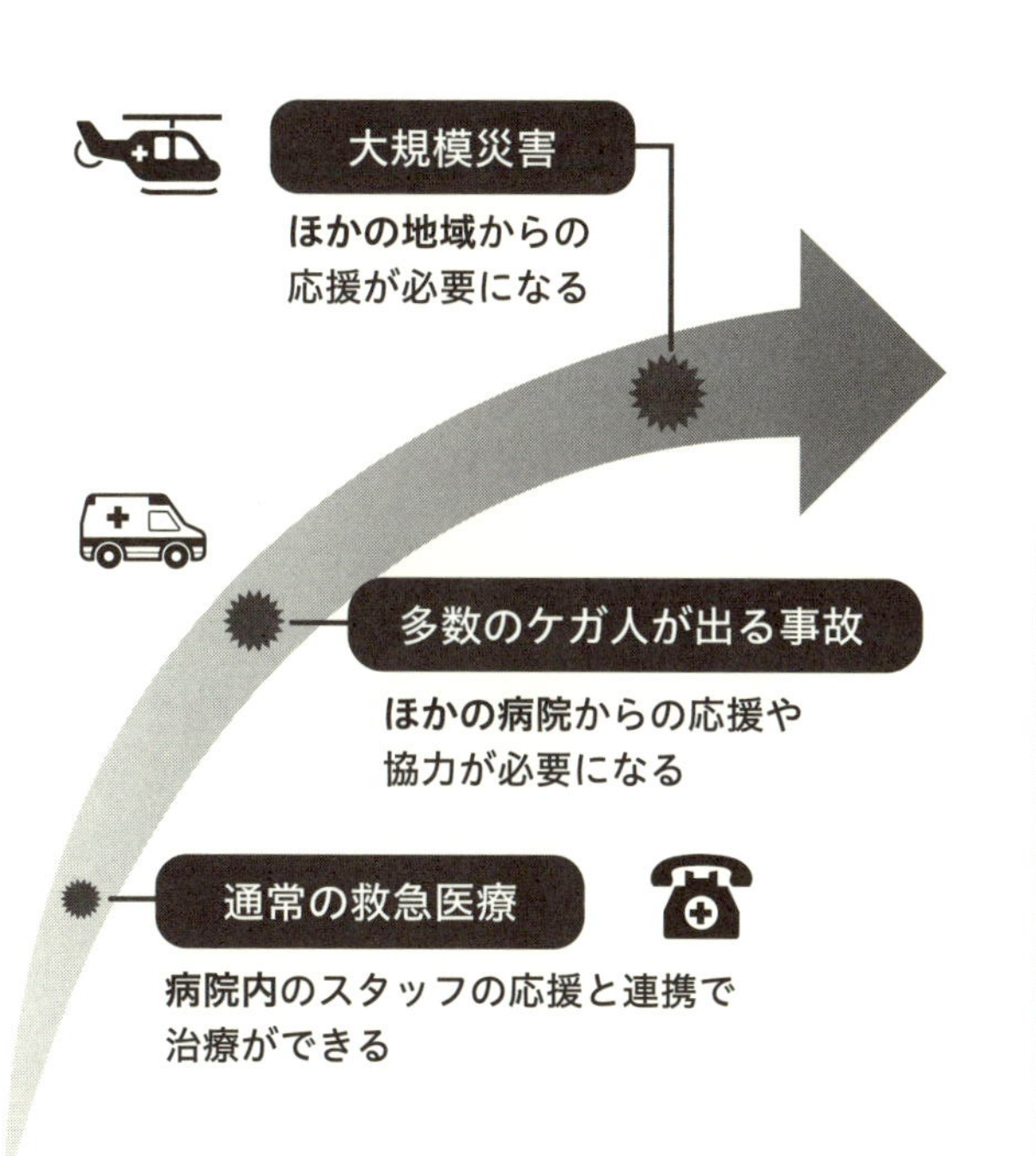

災害時の医療と救急医療の治療内容は変わらない。
でも、必要となる応援や協力の規模が違う

の医療救護班が現地から引き揚げていました。

借りていた本を直接返そうと思って友だちに電話をかけたときのこと。「おまえはいいなあ」が彼の第一声でした。その当時彼は大手のガス会社に勤めていて、被災地域のガス管の復旧にかかりっきりだったのです。

発災直後から急性期の医療は、災害が起きたときには絶対不可欠な部分だけれども、被災地の復旧と復興までの長い対応のなかではほんの一部なんだな、と改めて痛感しながら電話を終えたことをいまでも覚えています。自分の専門分野を中心に物事を考えてはいけない。もっと高い視座から全体を見わたさなければと、改めて思いました。

時間とともに必要な医療が変わる

日本はこれまでにも何度も大きな災害に見舞われて、たくさんの被害を受けてきました。ひとことで災害といっても、災害被害の内容は、災害の種類によって大きく違ってきます。

例えば、お昼前後に発生した関東大震災では、みんながお昼ご飯の支度をしていたために、火災によって多くの死者が出ました。

阪神淡路大震災は明け方の発生でしたから、まだ就寝していた人たちの多くが建物の倒壊によって亡くなりました。

東日本大震災は、地震による被害以上に、想像をはるかに超えた津波が押し寄せて、それに巻き込まれた大勢の人が命を落としました。

熊本地震や西日本豪雨、そして令和元年台風19号でも、多くの人が犠牲になりました。こうした痛ましい歴史を体験して、日本では災害に対するしくみや備えが少しずつ整えられてきたのです。

では、災害が起こったときには、どのようなしくみで災害時の医療が行われるのでしょうか。災害は、発生した直後から、時間の経過とともに必要とされる医療の内容が変わっていきます。

◉災害発生時から3日（超急性期）、7日（急性期）くらいまでの災害時の医療

災害発生後、一刻も早く救出救助、救急医療をするために、次のような取り組みが行われています。

●広域災害救急医療情報システム（EMIS）

災害が起きたときに、医療情報をインターネットで共有し、被災地で必要とされている医療や救護に関する情報をまとめて提供するシステム。

厚生労働省が運営し、都道府県、市町村、医療機関、保健所、消防機関などがインターネットでつながっています。英語のEmergency Medical Information Systemの頭文字をとってＥＭＩＳと呼ばれています。

災害が起こると、各医療機関の情報がシステムに入力され、どの病院がどのくらいの

数の患者さんを受け入れることができるか、あるいはどのくらい受け入れているのかや、病院のインフラの被災状況などがすぐにわかります。

●災害拠点病院

災害が発生した地域で、医療の拠点となる機能や設備を整えた病院。同時に、被災した地域への医療の支援を行うことも大切な役目です。

災害拠点病院には、主に次のような機能や設備が必要とされます。

①24時間の緊急対応ができる
②多くの重いケガや病気の患者さんを治療できるスタッフがいて、かつそのための設備がある
③多くの患者さんを受け入れられるだけでなく、ほかの病院へ運ぶことができる
④応急用の資材や器械、薬、テント、自家発電機、飲料水などを備蓄[*3]できる

＊3　**備蓄**｜災害などに備えて生活に必要となる医薬品、食料などを蓄えておくこと。

１９９６年より災害拠点病院の整備が開始され、２０１９年４月１日現在までに７４２病院が指定されています。

●災害派遣医療チーム（DMAT）

災害発生直後の医療を担う専門的な訓練を受けた医療チームのこと。Disaster Medical Assistance Team の頭文字を略してＤＭＡＴと呼ばれています。

ＤＭＡＴは、１チームあたり、お医者さん１名、看護師さん２名、業務調整員１名の計４名を基本として構成されており、都道府県などからの出動要請があると、所属している医療機関から派遣されます。２００５年３月から厚生労働省の災害派遣医療チーム研修事業が開始され、２０１９年４月１日現在で１４２０４名、１６８６チームが研修修了済です。ＤＭＡＴは災害現場では次のような活動をします。

①病院への支援
被災地域の病院に入り、医療の支援をする。
②患者さんの搬送
災害現場から被災地域にある病院、近隣地域にある病院などに、ヘリコプターや救急車などで患者さんを搬送する。
③救助活動との協力
消防、警察、自衛隊などの救助活動と連携して、災害現場での医療活動をする。

●広域医療搬送
被災地域内の病院では治療が難しい重症の患者さんに対して、緊急の治療を行うために被災地域外の病院へ搬送すること。政府の協力が必要となり、自衛隊機や民間機の空港が広域医療搬送の拠点となります。

◉災害発生時から4週（亜急性期＊4）くらいまでの災害時の医療

救出救助や救急医療が一段落すると、集中的に治療をしたり、緊急手術後の管理が必要だったりする患者さんへの医療が中心となります。

また、災害現場で使う水やトイレなどの衛生状態が悪くなることで、感染症＊5が発生する心配もあるので、感染予防に力を入れなくてはなりません。

さらに、災害の経験は、多くの人たちに大きな心身のストレスとなるため、ケガなどの治療だけでなく、恐怖や不安といった精神的な被害を緩和＊6することも重要です。

この時期の医療を助けるのは、急性期の治療を行うＤＭＡＴにかわり、日本医師会災害医療チーム（ＪＭＡＴ）、日本赤十字病院などが独自に組織する医療チームなどです。多くの医療チームが協力して、被災地の医療態勢が回復するまでの地域の医療を助けていきます。

こうした医療チームは、避難所や救護所での患者さんの治療をしたり、保健所の人た

＊4　**亜急性期**｜急性期に続く期。災害発生後およそ1カ月くらいまで。

＊5　**感染症**｜空気、水、土、動物（人も含む）などに存在する病原性の微生物が、人の体内に侵入することで引き起こされる病気のこと。

ちと協力して衛生管理や感染症予防をしたり、医療が手薄になっている地域がないかを調べたりすることが仕事です。また、避難所に行かずに自宅にいる人の健康に目を配るのも大切な役目です。さらに、第2章のコラムでも触れましたが、避難所ではなく、自分の車で寝泊まりする人たちがいます。狭い車内にいることで、血液の流れが悪くなり、足などの血管の中に血のかたまりができてしまう「深部静脈血栓症（いわゆるエコノミー症候群）」という病気のリスクが高まります。したがって、予防法の指導や定期的な診察も、医療チームのとても大事な役目です。

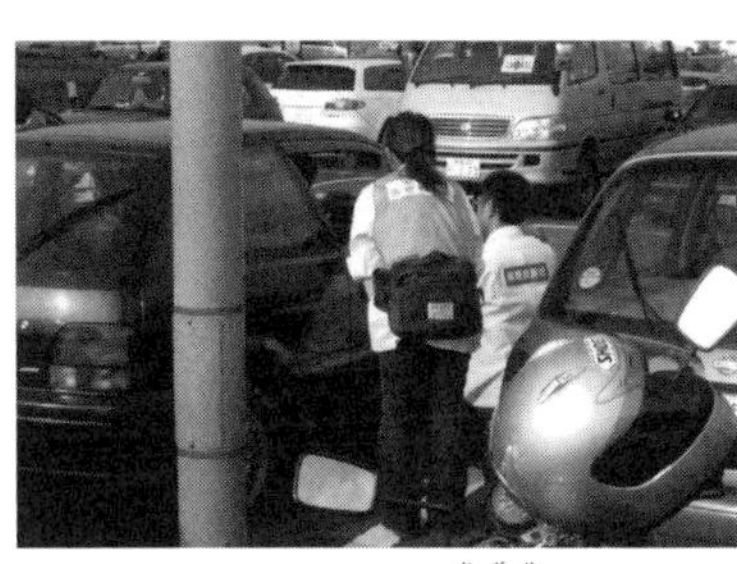

2004年の新潟中越地震の際、小千谷市内駐車場にて車中泊のひとたちにエコノミー症候群予防の指導にあたる医療チーム（11月3日撮影）

◉災害発生後1カ月から数年を経た災害時の医療

災害規模やタイプによって異なりますが、おおむね災害で壊れた建物や道路などの復興がはじまる時期です。そうした現場では、屋根からの落下物でケガをしたり、

＊6　**緩和**｜ゆるめたり、やわらげたりすること。

割れたガラスで足を切ったりする二次的な災害[*7]への対策が求められます。

また、避難所生活が続く人にとっては、疲れがたまることで精神的ストレスはもちろんのこと、高血圧や糖尿病、心臓病や腎臓病などの持病が悪化しますから、健康診断を欠かすことができません。

避難所から仮設住宅などへ移動する人へは、これからの生活への不安を減らすような精神的なサポートも必要になります。

◉それ以降

この時期になると、災害の経験を経て病院をはじめ地域の医療の見直しができるようになります。どんな治療や設備が必要だったか、薬や水、医療品などは十分に足りていたか、他の病院や外部の医療スタッフとの連携はうまくできたかなど、改善すべきことも明らかになり、病院や医療施設は、新たなシステムを作っていきます。

同時に、決して望みはしないものの、災害大国ゆえに来たる次の災害時を想定した実

＊7　**二次的な災害**｜ひとつの災害が起こった後に、それがもとになって起こる別の災害。

践的な訓練をしておくことも重要です。

災害に備える計画と準備が大切になる

もちろん、病院だけでなく地域や学校、家族の間でも、避難場所の確認や備蓄品の準備をしたり、ハザードマップ[*8]が示す危険な場所について話し合ったりすることは、とても大事なことです。

災害が起きたときに、国や県といった行政、消防や警察などが行う救出救助、救急医療は「公助」といい、町内会や地域企業などによる災害への取り組みを「共助」、みなさんや家族ができる準備を「自助」といいます。災害においては、公助・共助・自助のどれもが必要です。

とはいえ、災害直後は助けが到着するまで、自分で生きのびなくてはなりません。すぐ持ち出せる場所に、食料や水、懐中電灯やラジオ、常備薬やマスクといった防災用品

＊8　**ハザードマップ**｜被害予測地図。自然災害による被害を予測して、被害の出る範囲を地図化したもの。

を準備したり、家族で連絡を取り合う方法や集まる場所を決めておいたりするという日常からの準備が、本当は一番大切になるのです。

「事前に計画していないということは、失敗を計画するようなもの」なのです。

実際に、災害時に集結する消防の特別救急隊、自衛隊、警察関係などの救出救助のチーム、お医者さんや看護師さん、ＤＭＡＴといった救急医療のチームも同じなのです。こうした人たちは、待ったなしの現場で、１人でも多くの命を救うために、１秒も無駄にすることなく連携して、自分がやるべき活動をする訓練を受けています。

災害時にこうした活動をするためには、平常時からの計画と準備なくしては実現できません。どのように活動をするか話し合い、どのように連携するかを決めておき、全員がその考え方を理解して、迷いなく活動できるように訓練しているのです。

日本の防災や災害時の医療の取り組みは、１９９５年の阪神淡路大震災の教訓を得て、

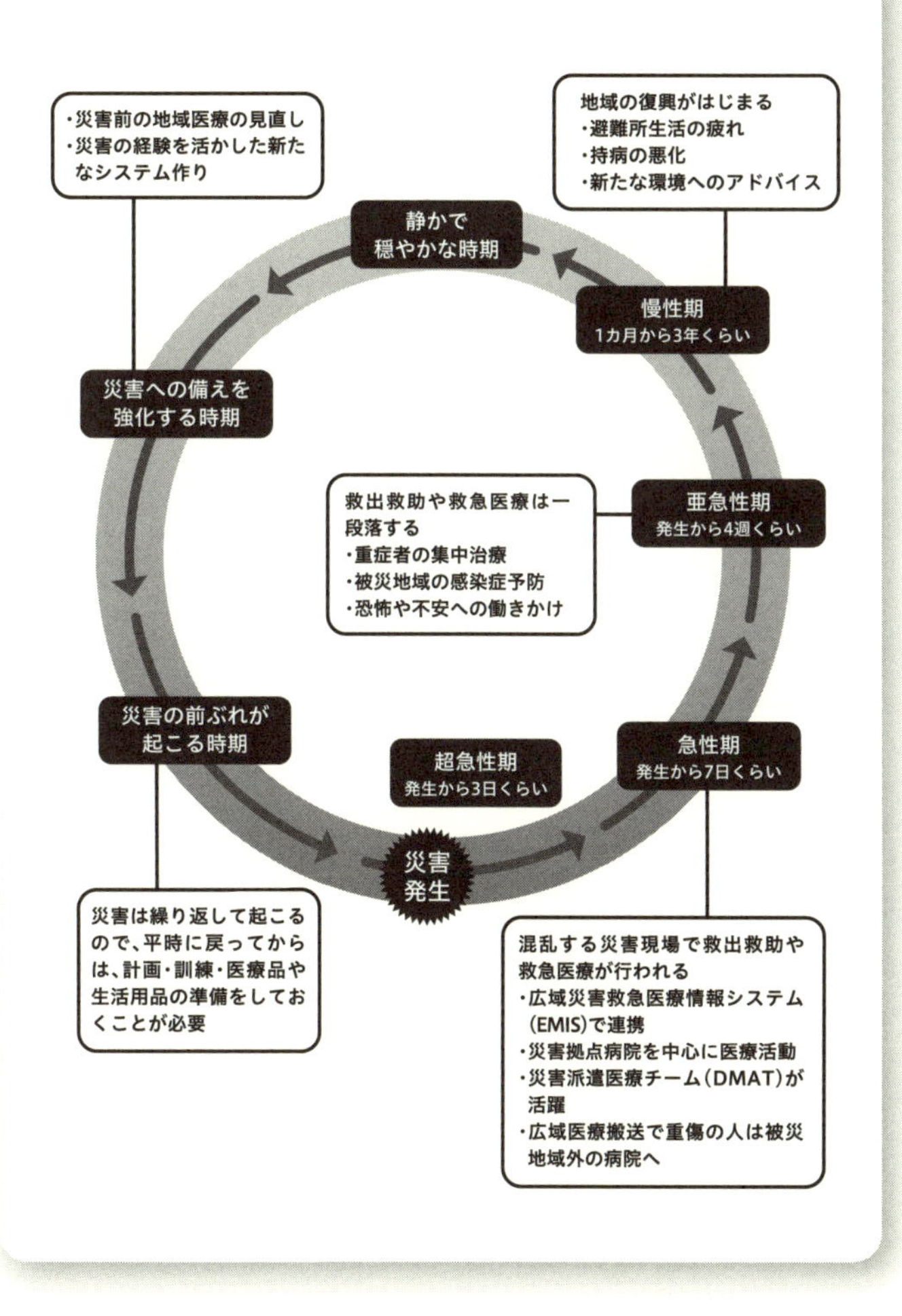
大規模な自然災害時の医療のサイクル
・災害前の地域医療の見直し
・災害の経験を活かした新たなシステム作り
地域の復興がはじまる
・避難所生活の疲れ
・持病の悪化
・新たな環境へのアドバイス
静かで穏やかな時期
慢性期
1カ月から3年くらい
災害への備えを強化する時期
救出救助や救急医療は一段落する
・重症者の集中治療
・被災地域の感染症予防
・恐怖や不安への働きかけ
亜急性期
発生から4週くらい
災害の前ぶれが起こる時期
超急性期
発生から3日くらい
急性期
発生から7日くらい
災害発生
災害は繰り返して起こるので、平時に戻ってからは、計画・訓練・医療品や生活用品の準備をしておくことが必要
混乱する災害現場で救出救助や救急医療が行われる
・広域災害救急医療情報システム（EMIS）で連携
・災害拠点病院を中心に医療活動
・災害派遣医療チーム（DMAT）が活躍
・広域医療搬送で重傷の人は被災地域外の病院へ

大きく前進しました。ちなみに１９９５年は、阪神淡路大震災だけでなく、地下鉄サリンテロが起こった年です。大きな自然災害と人的災害を経験して、現在につながる災害に対する法律や設備などが整えられました。

まず、緊急消防援助法が設立されたことで、それまでにバラバラの許可が必要だった全国の消防隊が、消防庁長官の出動指令によって、全国から災害現場に集結できるようになりました。違う市町村の消防隊が、互(たが)いに協力して消防や救助活動ができるようになったのです。

災害時の急性期の医療の中心となるＤＭＡＴの組織やドクターヘリの導入も、阪神淡路大震災以降に整備されたものです。

ＤＭＡＴの誕生について

さてＤＭＡＴと私との関わりについてお話しします。

標準化されたトレーニングを受けた、専門技能と知識を身につけた医療者が全国から災害現場に駆けつけて、病院の外で、現場で、救急医療を行って患者さんを救う。イギリスのＴＶ番組の「サンダーバード[*9]」をご存じでしょうか？　架空の物語ですが、世界中の災害に対して国際緊急援助隊として大活躍するファミリーのお話で、まさにそれに通じる使命感に満ちたシステムを目指したものです。

１９９５年の阪神淡路大震災のときには、発災直後に病院ではなく「現場」で診療するチームはありませんでした。ここらあたりが国が先行して設置していたアメリカにならってＤＭＡＴを創ろうということになったきっかけなのです。

実はこのＤＭＡＴ誕生に少なからず関わってきました。まずは「現場に出て診療をするシステム作りの必要性」についてです。そのころ私はフランスにドクターカーシステムの勉強に行っていました。１９９８年のことです。そこで学んだことはとても多く、いままでに私がかかわってきた医療システム作りの基礎になっています。

ドクターカーもＤＭＡＴも現場で診療をするノウハウの基本は同じです。その意味で、

＊9　サンダーバード｜1965〜66年にイギリスで放送された人形劇。国際救助隊(International Rescue)が最先端技術によって作られたスーパーメカ「サンダーバード」を駆使して危機に瀕した人々を救助する姿を描いた物語。

すでに国全体でうまく機能しているほかの国のドクターカーシステムに関する多くの情報を日本に持ち帰りました。その中でも特に、医療者が１つの団体としてまとまった上で、消防や警察と協力する、というフランスの考え方はＤＭＡＴのシステム作りに大きな影響を与えています。

さらに、そのトレーニングプログラムにも深くかかわりました。次の項目で詳しく紹介するＭＩＭＭＳと関係しています。ＤＭＡＴの隊員に向けたトレーニング用の教材の多くはそのＭＩＭＭＳから輸入したものなのです。

もうひとつの関わりを紹介します。この教材の中に患者さんの診療や搬送の優先度を決めるための方法が示されています。二次トリアージ法の一つで、Physiological and Anatomical Triage 法という名前です。略してＰＡＴ。患者さんを即座に「パット」見て判断する、という言葉遊び。救命救急センターの初療室で患者さんが来るのを待っているときに思いつきました。

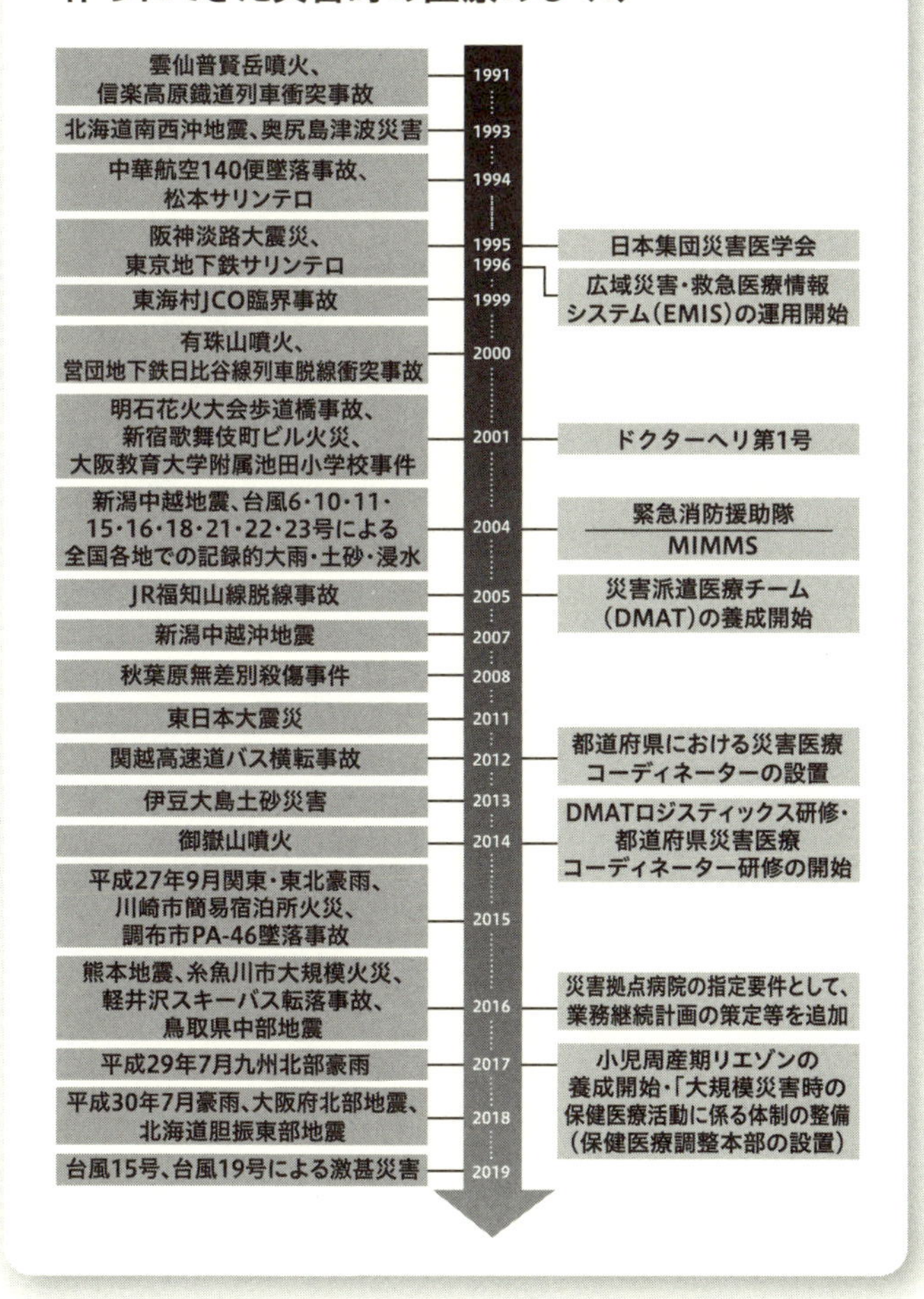
平成以降の日本の災害・多数傷病者事故（抜粋）と、
作られてきた災害時の医療のしくみ
雲仙普賢岳噴火、
信楽高原鐵道列車衝突事故
1991
北海道南西沖地震、奥尻島津波災害
1993
中華航空140便墜落事故、
松本サリンテロ
1994
阪神淡路大震災、
東京地下鉄サリンテロ
1995
日本集団災害医学会
1996
広域災害・救急医療情報
システム（EMIS）の運用開始
東海村JCO臨界事故
1999
有珠山噴火、
営団地下鉄日比谷線列車脱線衝突事故
2000
明石花火大会歩道橋事故、
新宿歌舞伎町ビル火災、
大阪教育大学附属池田小学校事件
2001
ドクターヘリ第1号
新潟中越地震、台風6・10・11・
15・16・18・21・22・23号による
全国各地での記録的大雨・土砂・浸水
2004
緊急消防援助隊
MIMMS
JR福知山線脱線事故
2005
災害派遣医療チーム
（DMAT）の養成開始
新潟中越沖地震
2007
秋葉原無差別殺傷事件
2008
東日本大震災
2011
関越高速道バス横転事故
2012
都道府県における災害医療
コーディネーターの設置
伊豆大島土砂災害
2013
DMATロジスティックス研修・
都道府県災害医療
コーディネーター研修の開始
御嶽山噴火
2014
平成27年9月関東・東北豪雨、
川崎市簡易宿泊所火災、
調布市PA-46墜落事故
2015
熊本地震、糸魚川市大規模火災、
軽井沢スキーバス転落事故、
鳥取県中部地震
2016
災害拠点病院の指定要件として、
業務継続計画の策定等を追加
平成29年7月九州北部豪雨
2017
小児周産期リエゾンの
養成開始・「大規模災害時の
保健医療活動に係る体制の整備
（保健医療調整本部の設置）
平成30年7月豪雨、大阪府北部地震、
北海道胆振東部地震
2018
台風15号、台風19号による激甚災害
2019

もう少しドクターカー寄りのＤＭＡＴのシステムもあります。ここまでにお話ししたＤＭＡＴは、大規模な自然災害時の医療支援のために遠くまで援助に行くものですが、地域の同時多数傷病者事故に対応するＤＭＡＴという仕組みもあります。ドクターカーに近いものですね。東京都や横浜市にある仕組みで、東京ＤＭＡＴ（東京都）、ＹＭＡＴ（ワイマット）（横浜市）と呼ばれています。

このうち東京ＤＭＡＴは遠いところの支援にももちろん行く部隊です。またまたここでも関係しているのですが、東京ＤＭＡＴ隊員のトレーニングの教材は日本独自、つまりオリジナルであり、それを私が責任者として作る機会をもらいました。

さらに、その教材とシステムをそのまま導入したのがＹＭＡＴなのです。

どう考えて行動すべきかのヒントは？

そして、現在の日本の災害時の医療にもう１つ大きな影響（えいきょう）を与えたものがあります。それが、２００３年にイギリスから導入した前述のＭＩＭＭＳという災害時の医療に対する考え方です。

この章のはじめにも説明したように、災害とは、「地震や火事、豪雨や土砂崩れなどのように、同時に多くのケガ人や病人が発生する現象によって、いつも通りの医療をすることができなくなる状態」とする現在の考え方は、ＭＩＭＭＳから得たものです。

ＭＩＭＭＳとはMajor Incident Medical Management and Supportという英語を略したもので、『大事故災害への医療対応』の世界標準[*10]の１つです。

ＭＩＭＭＳは、災害時の対応の重要な７つの要素を提唱しています。

すなわちそれは、ＣＳＣＡＴＴＴ（シーエスシーエーティーティーティー）というものです。災害という危機に直面したと

＊10　**世界標準**｜世界的に行われている方法や技術などの規準となるもの。

きに、どう考えて行動すべきかをまとめたものです。災害時の医療にかかわっている医療スタッフも、この方法を学んで現場で活動をしています。

これまで災害のことや災害時の医療について、いろいろと説明してきましたが、私がみなさんにいちばん伝えたいのは、実はこの考え方についてなのです。

ちょっと話が脱線しますが、これはかなり大事なことなのです。

例えば、大人になって社会に出れば、経験を超えるような責任のある大きな仕事をまかされることもあるでしょう。かなり高い成果を期待されて、でも時間はあまりなく、一緒に仕事をするのは違う部署の初対面の人ばかり。しかも、全員年下で自分がリーダーとして働かなくてはならない空気。これって、「災害」じゃないですか?

中学生のみなさんだって同じようなことはあるはずです。

例えば、投票で学園祭の実行委員に決まってしまったり、顧問の先生から次期部長に任命されたり。まったく意見のまとまらないグループの旅行計画を任されたりすることもあるかもしれません。

どれもこれも、かなりの災難。災害じゃないですか？

そんなときに、災害をうまく乗り切るための考え方が、CSCATTTです。実際に、生活の中の災難に、どのようにCSCATTTを応用するかは、次の章でくわしく説明しますので、ここでは、まず災害時の医療においての考え方を理解してください。

CSCATTTは、緊急の治療の必要な多数のケガや病気の人々を前に、限られた医療スタッフと医療物資で、どのように対応していけばいいのかという戦術を示したものです。

105ページでも少し説明しましたが、次の7つの項目（こうもく）の英語の頭文字を並べて、CSCATTTと呼んでいます。

①C：Command＆Control（指揮と統制）

②S：Safety（安全）
③C：Communication（情報の伝達）
④A：Assessment（評価）
⑤T：Triage（優先度の評価・トリアージ）
⑥T：Treatment（現場での治療）
⑦T：Transport（病院への搬送）

①から④までは、医療システムの運用（メディカル・マネージメント）の項目で、⑤から⑦は「3T」といわれ、実際に行う医療（メディカル・サポート）の内容です。

3Tを行うためには、必ず組織及び組織間の運用体制を確立しておくことが必要で、すべて上から順番に進めていきます。

CSCATTTの具体的な7項目を知ろう

それぞれの項目の示す意味は、どんなものでしょう。

①Command & Control（指揮と統制）

Command（コマンド）は「指揮」という意味で、集団の頂点となるリーダーが、下の人に命令を出すことです。災害現場で、混乱しないで、むだのない活動をするには、リーダーが全体を指揮して、全員がその指令を理解している必要があります。

上から下への縦の命令であるCommandに対し、Control（コントロール）は「統制」という意味で、横ならびの組織を、どこか1つの組織が「仕切る」こと。日本ではこの文化はあまり根付いていないので、いまだに「リーダー組織」を置かずに、「連携」という形をとっている場合が多いです。

いずれにしても、災害時には、医療以外にも、消防、警察、自衛隊といったほかの組織との横の連携が重要となります。

②Safety（安全）

災害においての「安全」とは、「3つのS」で考えます。それは、Self（自分自身）、Scene（現場）、Survivor（生存者）です。災害時の医療において最も大事な目的は、「生存者（survivor）」の安全です。その目的を達成するためには、まず自分の安全を守るために、装備や体調を整えなければなりません。次に、現場（scene）の安全の確認です。災害時の医療に向かうスタッフは、生存者（survivor）の安全を図るために、自分と現場の安全を確認（かくにん）しなければいけないのです。

③Communication（情報の伝達）

災害の対応が失敗する最大の原因は、情報伝達がしっかりできないことにあります。

停電や断線によって電話やインターネットがつながらない、回線がパンクして携帯電話も使えない、ふだんあまり使わない衛星電話やトランシーバーの扱い方になれていないなどが、情報伝達でつまずく原因です。したがって、事前に多くの方法を準備しておく必要があります。

④Assessment（評価）

集めた情報をもとに状況を判断して、その後の方法を決める。災害現場の状況はどんどん変わっていくので、最新の情報を集めて、現在のままでいいのかを確認していく作業をAssessment（評価）といいます。

現場からの正確な情報を得るには、必要な項目を忘れずに聞かなくてはいけません。そこで、緊急時の情報伝達手段として考案されたMETHANEという方法が役に立ちます。METHANEは、伝達するべき7つの項目の英語の頭文字から構成されています。

M：My call sign / Major Incident（名乗る、災害発生の宣言）
E：Exact location（正確な災害発生の場所）
T：Type of incident（災害の種類）
H：Hazard（現場活動の現在の状況、今後の危険性）
A：Access /egress（現場までの進入、退出の経路と手段）
N：Number of casualties（ケガや病気の人の数）
E：Emergency services present and required（警察や消防などの緊急対応する組織の現在の活動状況や、今後必要となる人員や資材・器材など）

⑤Triage（優先度の評価・トリアージ）

ケガや病気の悪化しているそれぞれの人の緊急度を迅速に評価して、治療や搬送などの優先度を決定します。トリアージの目的は、ケガや病気が悪化している人を適切な時間内に適切な場所へ運ぶことにあります。

⑥Treatment（現場での治療）

災害時には、できる限り多くの人の治療に最善を尽くさねばなりません。ケガや病気が悪化している多くの人の命を救うためには、手術などができる設備の整った病院へ、できるだけ早く運ばなくてはなりません。災害現場では、ケガや病気の悪化している多くの人を病院まで安全に搬送できる状態にするための最小限の治療を行います。

⑦Transport（病院への搬送）

優先度に応じて手早くどこへ搬送するか、どのような方法で搬送するかということも決めなくてはなりません。

みなさん、どうですか？

これまで説明したことが、災害時に多くの人の命を救う実践的な方法です。

この方法は、①から順番に行う必要がありますし、平常時に①から④までの計画や準備をていねいに行い、実践にむけたトレーニングを繰り返しておくほど、⑤から⑦の災害現場での治療がうまくできることがわかってもらえたでしょうか。

災害をうまく乗り切るための考え方がわかったところで、次の章では、みなさんの生活の中で起こりがちな災害に対する対処法を一緒に考えていきましょう。

コラム 3

トリアージについて知っておこう

トリアージとは、災害時に突然たくさんのケガ人や病人が出たときに、それぞれの人たちの症状が、どれくらい急を要するのかを判断して、治療や医療施設への搬送の優先度を決めることです。

トリアージの語源は、フランス語の「trier」。ナポレオン時代に戦場でケガをしたり、病気になったりした兵士に対応するために使われ、災害時の医療の場面で広く用いられるようになりました。

どんな状況で誰が行うのか

トリアージは、第3章で説明したように、災害に直面したときに、どう考えて行動すべきかをまとめた7つの項目CSCATTTの3Tのうちのひとつめの T。3Tとは、Triage（トリアージ）、Treatment（治療）、Transport（搬送）です。

前述のおさらいになりますが、トリアージとは、ケガや病気の悪化しているそれぞれの人の緊急度を迅速に評価して、治療や搬送などの優先度を決定すること。目的は患者を適切な時間内に適切な場所に運ぶことにあります。

では、トリアージはどんな状況で、だれが行うのでしょうか。

まず、医療チームや救急車の対応力をはるかに超える圧倒的多数の傷病者がいる災害発生現場でトリアージが行われます。救急隊や災害派遣医療チーム、DMAT、医療救護班などによって、現場から救護所、あるいは直接病院への搬送の順番が決められます。救護所が置かれた場合には、医療救護班が担当します。

続いて、搬送先の医療機関でトリアージが行われます。看護師や医師が、診療の内容や順番を決定します。災害によって病院も被害を受けているような場合には、被災地以外の病院へ転院する順番を決めることもあります。

トリアージタッグの4つの分類

トリアージを行うとき、トリアージを受けた人の優先度が目で見てすぐわかるようにするために使うのが、「トリアージタッグ」です。トリアージを行った人は、優先度によって決められた色を表示した状態のタッグを、ケガ人や病人の手首や足首につけます。

トリアージの方法はいくつかありますが、具体的な方法として普及(ふきゅう)しているものは、歩行可能かどうか、空気の通り道である気道が開いているか、呼吸は大丈夫(だいじょうぶ)か、脈はどうか、意識はどうか、といった項目を簡単に評価する方法です。評価の結果は4つの優先度に分けられます。すなわち、第1優先、第2優先、第3優先、第4優先です。

少し表現が専門的になりますが、呼吸がおかしい、血液の循環(じゅんかん)がよくない、意識がないといった生理学的[*1]な異常が優先されます。次に、ケガのていどや部位に注目します。例えば生命にかかわるようなお腹の中の出血や、後遺症が残る心配のある手足の骨折などがある場合には、優先度が高くなります。

また、救護所においても、分類された優先度に応じて、指定の病院へ搬送され、必要な治療を受けることになります。

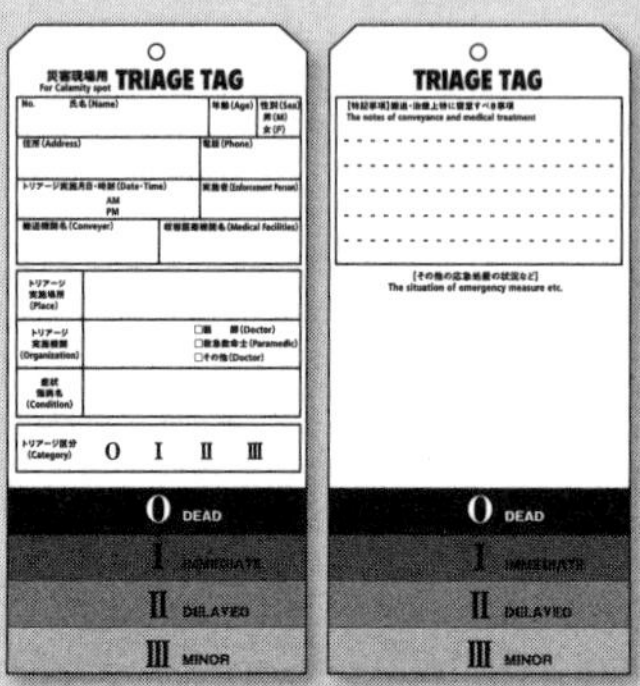

トリアージタッグの例

＊1　**生理学的**｜人間の身体を、機能（しくみや働き）から考えること。

第4章

日常は災害だらけ

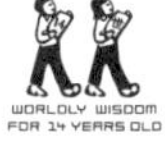

災害の現場では、アドリブ力が必要

これまでの章では、日本がどのくらい災害の多い国なのか、その対策として災害時にはどのようなしくみで医療が行われるのかを説明してきました。災害時でも平常時でも、行うべき医療は、たった1つだけ。やることは同じですし、それは自然災害でも、飛行機事故やテロなどの人が起こす災害でも、まったく変わりはありません。

いつ、どこで起こるかわからない災害に備えて、平常時から準備や計画をたて、訓練をしておけば、いざという場面でも迷わず動くことができます。

念入りな準備や計画をしておき、十分に練習を積んだ上で、さらに災害現場では、その場に対応する「アドリブ力」が必要です。

私のいうアドリブ力とは、英語の「Improvisation（即興演奏）」という言葉が一番近いかもしれません。即興とは、その場のインスピレーション（ひらめき）で、すぐにセリフや音楽などを作ること。

アドリブは、ラテン語の「ad libitum」を略したもので、もともとは「自由に」を意味する音楽用語です。いまでは、台本や楽譜などには書いていない演技や演奏を、役者や音楽家がその場で行うことをいいます。

日本語では、「臨機応変」が近いでしょうか。「状況に応じた行動をとること」という意味ですから、興味があれば国語辞書で調べてください。

災害時の医療はジャズ演奏に似ている！

即興演奏を楽しむ音楽といえば、ジャズです！

中学生でジャズがを好きという人は、かなりの少数派かもしれませんが、ジャズは１

900年ころにアメリカで生まれた音楽のジャンルです。時代とともに、演奏する楽器やリズムなどが変わり、その時代の雰囲気(ふんいき)や空気感を表現してきました。

ジャズのおもしろさは、急に組んだメンバーでも、その場でリズム、音階、ビート(拍子(ひょうし))などの基本的なルールさえ決めれば、すぐに演奏ができることです。

同じメンバーでくりかえし練習をして楽曲を仕上げていくのではなく、はじめて会ったプレイヤー(演奏者)どうしでも、その場でルールを決めて演奏するのがジャズのおもしろさ。会話をするように、ささやくように、勝負をするように、自由に曲を演じていきます。レストランでも街角でも、数人のプレイヤーが集まれば、その場で演奏開始!

ただし、こうした自由な演奏が人々を楽しませることができるのは、それぞれのプレイヤーが、一定のレベルの能力や実力を持っているからこそ可能になるのです。

いきなり、この曲を演奏しようといわれて、すぐにそれに対応ができるのは、プレイヤー全員が基本的なルールを守った上でのこと。そしてもちろんその曲なら演奏できてあたりまえの技術と練習量があるからです。ほかのプレイヤーが、曲のキー（高さ）や曲の調子を変えてきても、問題なく合わせて演奏することもできます。

そうしたプレイヤーの顔ぶれ、プレイヤーによる即興演奏は、どんなにすばらしくても、その場かぎり。プレイヤーの顔ぶれ、演奏された楽曲、観客の熱気、舞台の雰囲気などが、一体となって生まれるのですから、観客はおおいに魅了されます。ジャズとは、そういう音楽です。

プラチナの５分間

第１章で書きましたが、東日本大震災によって福島の原子力発電所が被災したときに、原子炉の冷却作業を行う横浜市消防局の部隊とともに、復旧作業の前線基地であった「Ｊヴィレッジ」に行ったときのことです。

総務省消防庁の専門官がすでに出発寸前であったために、現地で医療に関わる情報の引き継ぎのための時間は、たった5分間しかありませんでした。

それでも5分ある。いつもの救急医療を思い出しました。

救命救急センターに消防からのホットラインを通じて連絡が入ります。「24歳、男性、交通外傷、レベル100、ショック……病院到着まで約5分です。受け入れいかがでしょうか?」こんなときにはABCDEで考えるのですが、災害時は……。

とっさに浮かんだ7つの文字がCSCATTTでした。

「対策本部は?」、「現在の空間線量は? 安定ヨウ素剤の服用状況は?」、「使える通信機器は?」、「他の医療関係者は? 資器材は?」……専門官もCSCATTTを知っていたのですぐに情報共有できました。もともと多くが「わからない」状況だったこともあって、5分でおおまかな状況を把握することができました。考え方の基本を共有することによって、はじめて短時間で臨機応変に対応することができるのです。

ちょうど同じころに気仙沼市の被災地に派遣されていた後輩のお医者さんたちから、

のちにこんな話を聞かされました。

「現地に集結した異なる組織の人たちと協力して活動することができました。困ったときにはＣＳＣＡＴＴに立ち返って考えました。多分、先生ならこうするだろうと言いながら」

感無量でした。私は彼らに、２００４年の新潟中越（にいがたちゅうえつ）地震のときや東京ＤＭＡＴ（ディーマット）研修コースを通じて、ＣＳＣＡＴＴの考え方とそれを共通言語にしてコミュニケーションすることをくりかえし伝えてきました。それが役に立ったことをとてもうれしく思い、これを聞いたときのことはいまでも忘れられません。

予定の手術の多くはクラシック演奏

基本をしっかりと身につけて、その場の必要に応じて演じ方を変えるというジャズプレイヤーの呼吸や雰囲気は、災害時に医療を行う人たちに通じるものがあるのです。

いつもは、救命救急、内科、外科などのさまざまな診療科で医療をしているお医者さんや看護師さん、医療スタッフの人たちは、災害現場に集合したときには、ほかの医療チームや、消防、警察、機動隊の人たちと共同作業を行う必要があります。

災害の現場がどのような状態であるかは、実際に現地に行かなくてはわかりませんし、状況は常に変わっていきます。現場に集合したほかの医療チームや、救急隊などのメンバーは、はじめて顔を合わせる人たちばかりです。

いつ余震が起こるかもわからない、雨が続いて河川があふれるかもしれないというような環境で、多くのケガ人に対し、限られた医療スタッフ、設備、医療品で対応しなくてはなりません。壊れた建物の下敷きになって、腕だけが見えている人がいれば、その腕に点滴をしながら、救急隊と協力して救出をします。

「救える命を救うために最善を尽くす」という目的を共有する災害時医療のメンバーは、どんな変化にも対応し、練習通りの演奏ができるように訓練されたジャズプレイヤーなのです。

これに対し、がんや心臓の手術を行うようなお医者さんや看護師さんは、クラシックの演奏者でしょう。高度な技術や専門的な知識、豊富な経験を持つお医者さんと医療スタッフが、手術の前に目的や手順をくわしく話し合います。設備の整った手術室で、医薬品や医療道具も十分に用意されて、本番では計画通りに手術が行われます。

むずかしい楽譜を繰り返し練習して、その成果を演奏で発揮するクラシックの演奏者に似ていますね。

日常は、リアルな災害の連続！

みなさんにとっては、「災害時にはジャズプレイヤーになれ！」といわれても、かなり困ってしまいますね。

「災害時の医療なんて、そんな危険でむずかしそうな仕事は、この先も選ぶつもりはないから、自分にはあまり関係ない」という、みなさんの心の声が聞こえてきそうです。

でも、災害って、地震や豪雨といった自然災害だけではありません。交通事故やテロなどの「人為災害」もあります。前の章でも少し説明しましたが、生活の中には災害があふれていて、中学生にとっても、決して他人事ではないのです。

そもそも、日常って災害だらけだとは思いませんか？

目覚まし時計が鳴らなければ、寝坊をします。体操着を洗い忘れれば、汚れたままの体操着を着なくてはなりません。試験前なのに、教科書を学校に置いてきたら、試験の結果は絶望的でしょう。こんなことが起こると、かなりあせります。

まだまだいくらでも、災害はあります。席替えで苦手な子の隣の席になった、退屈な授業で目がさめるたびに先生と目があう、授業をさぼって帰ろうとしたら担任の先生につかまった、始業のチャイムが鳴っているのに、お腹が痛くてトイレからでられない。

日常はこうしたリアルな災害の連続です。

そこで、このような日常の小さな災害に直面したとき、混乱している現場でなにを考え、どう整理して実行していくかを、みなさんに伝えたいと思います。

実は、この本の中で、ここが一番重要なところです。

日常では、大なり小なりいつも災害が起きていますから、災害に対してどう考えて、行動を導き出していくかは、だれにとっても必要な知恵です。

前の章までのことは、自由研究のときの参考にでもしてもらって、ここでは、災害に直面したときの対処の方法を覚えてください。この方法さえ覚えておけば、この先に大人になって社会で生きていくときに、きっとみなさんの助けになります。

優秀なビジネスマンは、「危機管理[*1]」とか「リスク管理[*2]」といって、なるべく災害にあわないですむように、災害にあった場合にも軽くすむ方法を、日ごろからトレーニン

＊1 危機管理｜直面した危機を切り抜けるための知恵やアイデア。

＊2 リスク管理｜リスクとは、失敗したり損をしたりする危険のことです。リスク管理は、そうしたリスクが起こらないように、対策を立て実行すること。

グしています。

日常的にＣＳＣＡＴＴＴとＭＥＴＨＡＮＥを使う

では、みなさんの日常でも起こるリアルな災害を、うまく乗り越える方法について説明していきましょう。

それには、前の章でも説明したＣＳＣＡＴＴＴやＭＥＴＨＡＮＥという方法を使っていきます。ＣＳＣＡＴＴＴは、多数のケガ人や病人に対して、どのように医療を行うかという考え方で、ＭＥＴＨＡＮＥはＣＳＣＡＴＴＴの要素の１つである「Assessment（評価）」を行うときの具体的な方法です。

まずは、ざっくりとＣＳＣＡＴＴＴについて復習をしましょう。

ＣＳＣＡＴＴＴとは、災害時医療で行うべき７つの項目の英語の頭文字を並べたもので、上から順番に作業を進めていきます。後半の３つのＴをうまく行うために、その前の計画や準備をしっかりと行う必要があります。

【CSCATTTの7項目】

①C：**Command & Control（指揮と統制）**
↓リーダーや副リーダーを決める

②S：**Safety（安全）**
↓安全かどうか確認する

③C：**Communication（情報の伝達）**
↓効率のいい情報伝達方法を選ぶ

④A：**Assessment（評価）**
↓取り組む際の問題点や課題をあげる

⑤T：**Triage（優先度の評価）**

↓やることに優先順位をつける

⑥T：**Treatment（治療）**

↓具体的になにをやるかを決める

⑦T：**Transport（搬送）**

↓どうやるか、具体的な進め方を決める

次に、METHANEですが、これはCSCATTTの④にあたるAssessment（評価）の中で使う情報整理の方法です。

物事が進めば、状況は変わりますから、最初に決めた方法が最後まで有効であるかはわかりません。ですから、「いまのやり方のままでいいのか」と、何度も問い直して、その時点で一番いい方法を見つけていかなくてはなりません。

そのためには、できるだけ信頼性の高い情報を伝えることが重要ですから、情報の伝え忘れがないように、伝えるべき項目を整理したものがMETHANEです。

【METHANEの項目】

①M：**My call sign / Major Incident（名乗る、災害発生の宣言）**

↓そもそも災害かどうか

②E：**Exact location（正確な災害発生の場所）**

↓どこで起きたのか

③T：**Type of incident（災害の種類）**

↓どんな種類の災害か

④H：**Hazard（現場活動の現在の状況、今後の危険性）**

↓いまはどんな状況か、一番の危険になりそうなことはなにか

⑤A：**Access /egress（現場までの進入、退出の経路と手段）**

↓解決する手段はあるか

⑥N：**Number of casualties（ケガや病気の人の数）**

→災害に関係する人数・個数・金額などの具体的な数はどのくらいか

⑦E：**Emergency services present and required**
（現在の状況と今後必要となるサービス）

→現在の状況を解決するために必要な人やモノはなにか

CSCATTTは、大人数でなにかを決めたり、クラスやグループ内での役割や分担を決めたりする場合に活用します。

METHANEは、直面している災害を乗り切るために、一番問題となるのはなにか、すなわち課題の整理に役立つ方法です。

複数の人でなにかを行うにはCSCATTT

いろいろと用語の説明をするより、実例を示したほうがわかりやすいですね。

では、まずＣＳＣＡＴＴＴを使って、目の前の課題を解決してみることにします。
中学生のみなさんの生活でありがちな２つの難題を選んでみました。

【ケース１】

学園祭にクラスで行うイベントを決めよう

学園祭にクラス全員で、なにかのイベントをやらなくてはならない。
部活があったり、塾に行ったりしていて、みんなはあまり時間がとれない。
合同練習をする時間はほとんどない。本番までの期間は２週間、予算は１万円。

①Ｃ：**（指揮と統制）**↓・学園祭の実行委員長、副委員長を選出する。
・実行委員長が中心となって、クラスで行うイベントの企画を決める。

②S：（安全）

↓・あまり練習時間のいらない企画がいい。
・教室を活用できる企画がいい。

【イベントが決定：お化け屋敷（やしき）】

お化けの種類と人選、舞台（ぶたい）作り・飾（かざ）りつけ、衣装（いしょう）・メーキャップ、効果音・照明、ポスター・プログラム制作、会計・予算管理などの役割が必要。

クラス全員がいずれかの役割を担当する。

担当ごとにグループになり、グループごとに作業を進めていく。

実行委員長、副委員長が全体のスケジュール、予算配分を決める。

③C：（情報の伝達）

↓・グループ内の連絡（れんらく）はグループＬＩＮＥ®を使う。

・担当グループごとにリーダーを決める。
・実行委員長、副委員長、各グループのリーダーが集まり、その時点までの各グループの進行状況を報告しあう。

④A：**（評価）**

↓・METHANEに沿って課題をあげる。
・各グループのリーダーは、あげられる課題を解決するために、スケジュール、方向性を修正していく。

⑤T：**（優先度の評価）**

↓・各グループでは全体で進める作業、各自で持ち帰って進めることができる作業を分け、全体の作業を優先させて進行をする。

⑥T：**（なにをするか）**

↓・舞台の設置、衣装や小道具の搬入（はんにゅう）、音楽や照明の調整などをあわせて、学園祭当日を前に全体のリハーサルを行う。

⑦T：**（どうやるか）**　↓・リハーサルで気づいた問題点を修正して、いざ本番。

【ケース2】

修学旅行の自主見学プランをたてよう！

修学旅行で京都と奈良（なら）に行くことになった。

グループごとに、京都と奈良の自主見学のテーマとコースを決める。

なるべくなら、ほかのグループとテーマがかぶらないものがいい。

メンバーの構成は、男子と女子の混成なので、なかなか意見がまとまらない。

①C：**（指揮と統制）**　↓・グループ内のリーダーと副リーダーを決める。

②S：**（安全）**

↓・危険な場所へは行かない。
・時間に余裕のあるスケジュールにする。
・はぐれた場合の集合場所や連絡方法を決めておく。

③C：**（情報の伝達）**

↓・グループLINE®を使う。

④A：**（評価）**

↓・METHANEに沿って、行きたい場所、体験したいことを、まず各自で調べる。各自のプランを提案し、グループ内で検討する。

⑤T：**（トリアージ）**

↓・「神社やお寺に参拝した証に御朱印*3を集めたい」、「舞妓さんと写真がとりたい」、「宇治抹茶スイーツを食べたい」

＊3　御朱印｜寺院や神社に参拝の記念にいただく朱で押した社印や墨書きなど。朱印を集める専用のノートを御朱印帳という。

など、集まったプランから実現できるものを選んで調整する。

⑥T：**（なにをするか）**　↓・京都グループ、奈良グループと、担当グループを分ける。
・リーダーと副リーダーは、同じグループにはしない。
・地図、時刻表、拝観時間、混雑状況などの情報を集める。

⑦T：**（どうやるか）**　↓・情報を総合して、時間内で効率よく巡（めぐ）るルートを決める。

どうですか？　どこから手をつけたらいいのかわからないような課題ばかりですが、こんなふうに1つずつ整理していけば、案外と手順が見えてくるものです。

直面している災害の解決にはMETHANE

次に、ＭＥＴＨＡＮＥを使って、日常にありがちな災害の内容を整理してみましょう。
まず、災害発生の状況（①）、どこで起こったか（②）、どんな種類の災害か（③）、一番の危険はなにか（④）、災害から逃れる手段はなにか（⑤）、災害に対する具体的な数はどのくらいか（人数、個数、金額など⑥）、災害を乗り越えるために必要な取り組みはなにか（⑦）の順に、情報を整理していきます。
ＭＥＴＨＡＮＥを使って直面している災害の情報を整理すると、次のようになります。

【ケース１】

目覚まし時計が鳴らなかったので寝坊をした！

①M：**（災害発生の宣言）**目覚ましが鳴らなかった
②E：**（災害発生の場所）**自分の部屋
③T：**（災害の種類）**寝坊をした！　また遅刻（ちこく）だ！
④H：**（今後の危険性）**母親にも先生にも怒（おこ）られる
⑤A：**（手段）**走るか、自転車だが、間に合わない
⑥N：**（数）**自分だけだ
⑦E：**（必要な取り組み）**遅刻のいいわけを考える

【ケース2】
試験前なのに、教科書を学校に置いてきた

①M：**（災害発生の宣言）**歴史の教科書を学校に置いてきた
②E：**（災害発生の場所）**自分の部屋

③T：**（災害の種類）**　明日のテストの勉強ができない
④H：**（今後の危険性）**　成績がかなりヤバい！
⑤A：**（手段）**　勉強のできる友だちに相談しよう
⑥N：**（数）**　協力してくれそうな友だちが２人いる
⑦E：**（必要な取り組み）**　彼らにヤマをかけてもらって、テストまでに丸暗記する

こんな例をあげると、目前の危機にどう対処すればいいかということがわかってもらえるのではないでしょうか。もちろん、最後の「必要な取り組み」には、いくつも選択肢があります。いちばん無理がなく実行できて、最も被害の少ない結果を得られるE（Emergency services）を選ぶようにしてください。

トレーニングするほど能力がアップする

こんなふうに、世の中には災害がゴロゴロしています。小さなものまでいれたら、災害にあわない日はないといってもいいでしょう。そんな場面では、これまでに説明したような方法で、災害に対処する方法をトレーニングしてください。

一見すると混乱していて、手がつけられないような状況でも、解決の糸口を見つけて、手順をふんで、ていねいに作業していけば、からんだ糸も案外スルスルとほどけるものです。

CSCATTTでなにかを決める場合には、全体を仕切るリーダーを決めるのが、最初のステップです。

リーダーは、全体を見わたせる視野の広さ、人をまとめて運営していく能力、安全であるかを確認して判断する慎重さなどが必要です。

リーダーだけでは大変ですから、サポートするメンバーの力も重要ですね。そうしたほかのメンバーの役割分担も決めていきます。

安全かどうかが確認できたら、一番効率のいい情報伝達方法を考えます。ＳＮＳでもメールでも、手間がなく確実に全員に伝わる方法を選ぶことです。

あとは、状況を確認しながら、実践の３Ｔへとコマを進めます。それまでの準備や計画がしっかりできていれば、実践に必要なことは自然に出そろってきます。

それに、優先順位をつけて実行すれば、問題解決の道筋が見えてくるでしょう。

私自身も、災害に直面すると、いつもこうした方法で、突破口を見つけていきます。

世の中のビジネスマンも、「商品が売れない」、「製造が遅れている」、「自分の企画を採用してもらいたい」など、さまざまな課題の解決のために、危機管理の方法をトレーニングしています。

ですから、このような災害の危機に対処する方法を身につけておくことは、将来みなさんが社会に出たときにも、大いに役立つはずです。

それは、防災グッズを準備したり、ハザードマップを確認したりしておくのと同じくらい、災害に備える準備だということを覚えておいてください。

そして、こうした危機管理の方法は、トレーニングすることによって、どんどん上達していきます。危機管理のスキル（実力や腕前）が上がるほど、災害に直面しても落ち着いた対処ができるようになり、アドリブ力も身についていきます。

幸いなことに、実践的なトレーニングには事欠かないでしょう。なぜなら、みなさんの日常は災害だらけなのですから。

コラム
4

病院船について考えてみよう

災害の多い日本で、いま病院船の実現を求める声が少しずつですが高まっています。

病院船とは、病院と同じ医療(いりょう)活動ができる設備をそなえている船のことです。ジュネーブ条約[*1]という国際的な条約では、「病院船とは、ケガや病気の人、海で遭難(そうなん)した人を助け、ケガや病気を治療し、運ぶことを、ただ1つの目的として作られた船のこと。そうした設備をもった船のこと」と決められています。

さらに、船の外見についても、目立つように白い塗装(とそう)に赤十字マークを表示すること、自衛するための武器以外は船に搭載(とうさい)しないことも、条約で定められています。

そのため、前もって通行することがわかっている病院船に対しては、攻撃(こうげき)したり、つかまえたりすることはできません。病院船は、国際条約で特別に守られている船です。

*1　**ジュネーブ条約**｜戦争や紛争などの戦闘に参加しない一般の人や、戦闘でつかまったり、ケガや病気になったりした人たちを守るために作られた条約。赤十字条約ともいう。

アメリカの病院船は、巨大(きょだい)病院なみの規模！

世界の多くの国では、こうした病院船を保有しており、最も大きい病院船を持っているのが、アメリカです。アメリカ海軍が保有する「マーシー」、「コンフォート」という2隻(せき)は、タンカーを改造して作られた最大の病院船です。

マーシーは、全長272メートル、排水量(はいすい)[*2]7万トンという規模で、入院用ベッドが1000床(しょう)、手術室が12室、集中治療ベッドが80床、レントゲン設備やCTスキャナ[*3]といった画像診断(しんだん)の機械も備えています。

さらに、ヘリポート用の甲板(かんぱん)や簡易型ヘリコプターの格納庫[*4]もあるので、ヘリコプターで搬送(はんそう)された患者(かんじゃ)さんを運びこむことができます。

マーシーに乗船する医療スタッフは、約60名と少数ですが、災害発生時には1200名のスタッフが各地から集められて乗船することになっており、命令から5日以内に救

＊2　排水量｜船の重さを量るときに使われる単位。水に船を浮かべたときに船が押しのける水の量のこと。

＊3　CTスキャナ｜コンピュータ断層撮影。X線を使って身体の断面を撮影する検査のこと。体内に生じている病気のある部分を発見することができる。

命活動を開始することが可能です。

アメリカのほかにも、中国には、全長180メートル、排水量2万3000トン、入院用ベッド300床、手術室8室をそなえた本格的な病院船がありますし、ロシアも、全長152メートル、排水量1万1500トン、入院用ベッド100床、手術室7室を有する病院船を所有しています。

ここまでの規模ではなくても、インドネシア、ベトナム、ミャンマー、スペイン、イギリス、フランス、オランダなどにも、医療機能を備えた多目的な艦船があります。

病院船には解決すべき課題もある

アメリカの病院船であるマーシーは、2004年のスマトラ沖の地震、2006年のジャワ島地震のさいに、医療支援活動を行いました。もう1隻の病院船のコンフォートは、2005年のハリケーン・カトリーナ、2010年のハイチ沖地震で起きた被害に

＊4　格納庫｜入れておく場所のこと。

対する医療支援活動に参加しています。

では、日本の状況(じょうきょう)はどうでしょう。第二次大戦の前には、日本にも病院船がありましたが、戦後になってからは専用の病院船を保有していません。阪神淡路(はんしんあわじ)大震災をきっかけに、病院船を求める声が上がり、海上自衛隊の輸送艦や海上保安庁の災害対応大型巡視船(じゅんしせん)に病院船の機能を持たせるようになりましたが、病院船そのものは実現しませんでした。そして、東日本大震災が起こり、ふたたび病院船を望む声が高まっています。

大規模災害が発生したときに、道路や線路が被害を受けて寸断されれば、陸路での救援ができません。そんな場合に、病院船は海上から救援を行うことができます。

また、被災地からほかの地域の病院への搬送中に、病状が悪化した患者さんがいれば、病院船で緊急の治療をすることも可能でしょう。

さらに、海上の動く司令塔(とう)として、被災地周辺まで近づき、指令を出すことができます。

こうした利点がある病院船ですが、実現するのに課題となることもいくつかあります。

まずは、巨額（きょがく）の費用がかかること。しかし、巨額の予算をかけた大きな病院船は、日本には向かないと思っています。もう少し小回りのきく船を考えてもいいと思います。

また、災害のとき以外に、どのような活動ができるかも前向きに考えるべきでしょう。

また、病院船には、いろいろな科の医師や看護師、検査技師や医療事務をするスタッフも必要になります。こうした人たちは、病院船の仕事に対しての経験やトレーニングを重ねることが大切ですから、そうした教育の方法も考えなくてはなりません。

災害大国である日本では、今後も南海トラフや首都圏（けん）直下の大地震が予想されていますから、こうした課題を解決して、災害時の医療のために前進することが期待されています。

第5章

中学生のみなさんに、伝えておきたい大事なこと

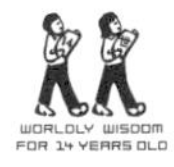

①どんなときでも、あいさつが大事です

あいさつができることは、とても大事なことです。

平常時に限らず、どんなときでも相手の信頼を得るのに役立ちます。

JR福知山線脱線事故現場で、こんな有名なエピソードがあります。

2005年4月25日、兵庫県尼崎市のJR福知山線の列車が脱線しました。朝のラッシュ時だったこともあり、死者107名、重軽傷者が562名にもなる大事故になりました。このとき、一番先頭の車両から助け出された男性のところに行ったお医者さんは、最初に「私は、●●です。医療チームで来ました」と、自分の名前と所属をいったそうです。

そのひと言で、恐怖や不安の中にいた男性は、すごく安心したといいます。

災害救助の場面で、まず自分がだれであるかを名乗ることが被災した人に安心感を与えるというのは、世界共通のことです。

②安全の第一歩は、まず自分を守ること

現在の災害時医療では、イギリスから導入したＭＩＭＭＳという考え方を基本にしています。ＭＩＭＭＳを構成するのが、ＣＳＣＡＴＴという重要な7つの項目。

第3章と第4章のおさらいになりますが、7項目から成るCommand & Control（指揮と統制）、Safety（安全）、Communication（情報の伝達）、Assessment（評価）、Triage（トリアージ）、Treatment（治療）、Transport（搬送）の頭文字をとってＣＳＣＡＴＴ。

ここで大切なのは、2番目のSafety（安全）。安全には「3つのS」があります。

①自分自身（Self）

②現場（Scene）
③生存者（Survivor）

3つのSの中では、①自分自身（Self）が一番重要で、②、③と続きます。

例えば、化学物質が爆発するという災害が起きたとします。その災害現場で、私は次のように考えて指示を出します。

①隊員たちに防御をさせて、自分の身を守る準備をする。
②周辺に汚染が広がっていないか、現場の安全を確認する。
③被災した人の救助に行く。

みなさんがだれかを助けに行く場合でも、安全を確保する順番に変わりはありません。

①自分の安全を守る。
②入っても安全な場所なのかを確認する。

③傷ついている人を助けに行く。

「人を助けるためには、まず自分を守りなさい」という意味です。

ボランティアをやりたいなら、まず自分の安全を確保することからはじめるべきなのです。

③できなかったことで、自分を責めない

目の前で人が倒れているのに、なにもできなかったという場合に、自分を責める人が多いのではないでしょうか。

「勇気がなかった」、「なにをしたらいいのかわからなかった」、「頭が真っ白になって、なにも考えられなかった」。もしかしたら、すごく急いでいて立ち止まれなかったのかもしれません。

自分でもできることが、はっきりとわかっていたのに、やろうと思えば十分できたのに、それでもやらなかったというわけではなかったら……「できなかったことに対しては、あまり自分を責めないほうがいい」と、私は思います。

④失敗の多くは情報伝達のミスから

先に説明したCSCATTTの中でも、3つ目に行うべき「コミュニケーション」が、実は一番失敗しやすい項目です。

災害現場のような状況（じょうきょう）では、情報伝達の失敗によって対応が遅（おく）れたり、さらに混乱を招いたりすることが少なくありません。

情報伝達の失敗には、情報伝達の道具を使いこなせていなかったり、情報そのものがあいまいだったり。伝えたつもりでも、伝わっていないこともあるでしょうし、だれから聞いたのか、だれに伝えたのかがはっきりしないこともあります。

ＳＮＳ世代のみなさんなら、ツイッターやＬＩＮＥは日常的な情報伝達の手段としては身近なものかもしれません。

一度にたくさんの人に情報を送りたい、特定のグループだけで連絡をしたい、１対１でくわしい情報を確認したいなど、状況に応じて情報伝達の手段を使い分けているはずです。

どんな手段で情報を伝達するにしても、そのときに注意すべきなのは、「情報は正確なのか」、「このタイミングは適切なのか」という考えを持つこと。

情報の中にはデマもあるかもしれませんから、確認をしないで安易に拡散させるようなことはトラブルのもとになります。

情報の伝達は、便利であるほど、使い慣れているほど、安易な失敗を生みやすいことも覚えておいてほしいです。

⑤8人以上でものごとを決めない

ものごとを決める場合には、なるべく多くのひとの意見を広く聞くことが大事です。いろいろな見方や考え方があるからです。でも、緊急時はどうでしょう？　災害に対応するときのように、とても急がなければならないときにはたくさんのひとたちで話し合っても効率がよくありません。

そこで、緊急事態のときにものごとを決める場合には、8人よりも少ない人数で……です（この「8」という数字に強い根拠はありません。経験的なものですので、だいたいこのくらいの人数と思って下さい。ですので、ジャスト8人ではだめ、ということではありません）。

クラス全員で、なにかを決める場合には、まず5～7人までの中心となるグループを作ります。そして、中心グループの構成員の下に、さらに5～7人ずつのグループを作ります。そして、グループごとにまとめた意見を持って、中心グループが集まり、全体の意見を調整するようにします。

緊急（きんきゅう）のときは、とくにこの方法が有効なので、ぜひ試してみてください。

⑥その場でできなくても、あとからできることがある

その場ではなにもできなくても、次にそなえて行動を起こすことも大切です。

私の知り合いで、東日本大震災（しんさい）のあとで、「フットサルのチームを作ろう！」といい出した人たちがいます。その理由は、「体力をつけるため」。

東日本大震災のときに、ボランティア活動をしたかったけれど、体力がなくてできなかったことがくやしくてしかたなかったのだそうです。

次からは、そんなくやしい思いをしたくないので、フットサルをやって体力をつけようと、行動を起こしたわけです。

なにかの役に立ちたくても、なにもできないこともあります。そのときに、落ち込んでいるばかりではなく、自分になにができるのかを考えてみるといいでしょう。

そして、次に向けて実際に行動に起こすこと。これは、かなり大事なことです。

⑦アドリブ力の高い人になってください

この本は、私の専門である災害時の医療をテーマにしていますが、将来医療を仕事にしようと考えている人だけに役立つものではありません。

「災害時の医療は、こんなふうに展開しているのだけれど、これって、どこでもだれでも応用できる知識や方法だよ」ということを知ってもらうための本です。

災害時の医療はあくまでもサンプル、１つの例だと思ってください。

私が災害時の医療を仕事にする中で、危機に遭遇したら、どのように対処すれば切り抜けられるかという考え方を、中学生のみなさんに伝えることが目的です。

直面した危機を切り抜けるための知恵やアイデアを「危機管理」といいますが、危機管理の方法を応用すれば、毎日の生活の中で、すごく役に立つはずなのです。

災害や危機というものは、突然やってきますし、前と同じやり方がいつも通用するとは限りません。まずは、基本的な危機管理の方法を身につけて、あとは状況に応じて、やり方を変えていくのが、アドリブ力です。

毎日の生活で「ヤバい！」と思ったら、それを切り抜けるために、どんどん知恵を働かせてください。知恵を働かせるほど、アドリブ力は磨かれていきます。

⑧うまくいかないときにはこう考えてみる

ものごとがうまくいかなかったり、壁にぶつかっているると感じたりしているときのための言葉を3つ。

ひとつ目は「いつ知ったかではなく、いま知っているかが大事」です。自分でもときどきあるのですが、いままで知らなかったことに驚きを覚えるとともに、そのことで自分を責めたり、知らなかったことを隠したりする人がいますが、それは時間の無駄なのでやめたほうがいい。「知った」ことが大事であり、前を向いて考えるべきですね。もっと前に知っていたらこうならなかったと考えるのはナンセンスです。だって知らなかったのですからしょうがない。後悔は時に大事ですが、もっと大事なことは、「知ったからには次はこうしよう」と思う気持ちです。

二つ目は「劣等感が力になる」です。ああ私はみんなと比べてだめだなあ、と考えることありませんか？　こう思うこと自体は自然なのです。でもその次が大事です。劣等感を感じたら、必ず克服するためにはどうすればいいかを必ず考える癖をつけるのです。

でも、必ずしも不得意なところをみんなと同じようにできるようにする必要はありません。じゃあこの劣等感をパワーにして、得意なところをもっと得意にしよう！　という考え方も「あり！」ですね。

最後は、「河口を見るな、源流を求めろ」です。どうしても私たちは「結果」を気にしてしまいますよね。その結果を引き起こしている原因が必ずあるのですから、もともとはなんだったのか、どこに問題があったのか、と辿（たど）っていくことが問題解決に必ずつながります。なにかおかしいなと思ったときにもこんなふうに考えてみてください。

⑨危機管理のために

危機管理とは、もしものときにどうするかを事前に準備しておくことです。危機管理の基本としての第一のメッセージは、「手持ちのカードは5枚持て」です。例えば「大地震のときに病院の電気が止まったら」という「もしも」に対応するプランを考えてみます。

まずは頑丈な送電ルートを確保し優先的に電気を送ってもらうようにしておく、もしも送電されなくなった場合に備えてガスで電気を作るシステムや、非常用発電機とそれを動かすオイルタンクを準備しておく、それらもだめな場合には、病院から患者さんを避難させる方法を準備しておく、といった感じになるのです。

これに続くメッセージは、「ワーストシナリオを考える」です。同じ「もしも」を考えるならば、あり得ると思われる中でもっとも「あってほしくない」ことを想定して対応策を準備しておく。そうすると幾分安心ですよね。さきほどの例の場合の最悪シナリオは、準備した代わりの手段が全部だめだった、つまりどうやっても電気が来ない、というシナリオになります。だから最後の手段としての「病院からの患者さんの避難」の方法を準備しておく必要があるのです。

飛行機が落ちたら大変です。でも「落ちる」という最悪のシナリオを想定して、脱出(だっしゅつ)の方法を準備して乗客みんなに教えているのと同じです。ホテルが火事にあったときの避難経路の説明資料も同様ですよね。

⑩いつも心がけていること、頭の中に入れていること

さて最後に私が心がけていることや頭の中に入れていることをご紹介します。

まずは、「Culture eats strategy for lunch（文化は戦略をランチにして食べてしまう）」です。ドラッカーという人の言葉ですが、直訳するとわかりにくいですよね。かみ砕(くだ)いて表現すると、「せっかくいいことを考えてそれを実行しようとしても、みんなが『やろう！』という感じにならなければできない」、つまりその計画がランチのように食べられてなくなってしまう、ということを言っているのです。やる気や雰囲気(ふんいき)づくりの大

事さを教えてくれる言葉です。

もうひとつは「フレンチドレッシング」。よく振ってからサラダにかけて食べる。おいしいですよね（みなさんはあまり好きじゃないかもしれませんが）。さて、このドレッシング、振れば振るほど混ざり合っておいしくなると言われています。しかし放っておくと、酢と油の二層にきれいに分かれてしまいます。多機関、多職種との連携はもちろんのこと、友だちとの関係もこれと同じです。振って振って混ぜて混ぜて、を続ける。これが人と人の関係で大事なんですね。なかなかできない。だから「心がけている」のです。

おわりに

『――「人が喜んでいる顔を見るのが好きだ」

そんなことを可能にする職業につきたい。確か小学生6年生のときだったか、だれでも聞かれる問いにこう答えたように思う。

高校に入ってもなかなか将来を決めかねていたが、父方の祖父が下町で町医者だったというかすかな記憶と、大好きだった母方の祖母の永眠など、さまざまなことが混ざり合って、結局医者を目指した。

浪人の末に大学に入り、一度は精神科医になろうと思ったが性分に合わずすぐにやめ、それから初期研修が終わるまでどの専門科にするかを決めることができなかった。

結局先輩の勧めもあって、専門科を超えた広い範囲を診る救急医療の場に身を置くことになった。これがおもしろかった。突然起こるケガや病気に対する救急医療に日々取り組むなか、ふとあることに気づく。

――「病院で待っているだけではだめだ。システムを変えなければこれ以上救えない」

例えば突然の心停止。心臓が止まってから緊急処置の電気ショックをかけるまで、1分遅れるごとに生存の確率は10パーセント程度落ちていく。

つまり時間の猶予はわずか10分程度。救急車の数が豊富な都会でも、119番の通報から救急車が現場に到着まで平均7分はかかる。平均的な時間内で到着できたとしても、すでに生存確率は3割ぐらいしかないということだ。

だから、市民が電気ショックの機械（自動体外式除細動器：ＡＥＤ）を使えるような仕組みが必要になる。つまり社会全体の仕組みをしっかりと作らなければならないのだ。

自分たちの作った産業が多くの急なケガや病気を生み出している。高い建物を作ったから作業中の高所からの落下事故が起こる。贅沢な食事をするから急な病気に見舞われる。

もっと組織的に対応しなければこれらを根本的に解決することは無理だ。台風や洪水、地震といった自然災害も同様である。自分たちが身を置く環境や、時に思想や宗教も、多くの急なケガや病気を生み出している。

以降、救急医療や災害時の医療の「よりよい仕組み」を創っていくことに力を注いできた。

さて、このような社会全体のよりよい仕組みを「創る」ときのきっかけはなにか。

それは、「できるのにやっていない」すなわち「見て見ぬふりをしている」ことに気づくことである。気づけば、それを解決するための仕組みを創らなくてはいけない。その多くはゼロからだ。かなり厳しいプロセスであることが多い。

しかし大事なことは「できるのにやっていないこと」に気づき、面倒でも解決するための方法を探すことである。

突き詰めれば必ず突破口がみつかる。ものごとは「立方体」のごとく、ちょっと見ただけでは見えない面も裏に回れば見えてくる。視る高さを変えると視野が拡がり、視点も変わってくる。「作る」のではなく、ゼロから「創る」ことを意識する。そうすると、結果はどうあれ結構楽しいものである。』

これをみなさんへの本書の最後のメッセージにしたいと思います。それでは、また。お元気で。

――本書を、未来のさまざまな創始者となるみなさんと愛娘たちに。

２０１９年12月　森村尚登

著者紹介

森村尚登（もりむら・なおと）

専門分野は救急医学、災害医学、集中治療医学。前・横浜市立大学大学院医学研究科救急医学教授。現・東京大学大学院医学系研究科救急科学教授。

2020年東京オリンピック・パラリンピックに係る救急・災害医療体制を検討する学術連合体（コンソーシアム）合同委員会委員長。

1986年に横浜市立大学医学部を卒業後、日本医科大学付属病院や横浜市立大学医学部附属浦舟病院の救命救急センターで経験を積む。1998年にはフランス院外救急医療支援組織（SAMU）パリ本部へ留学。2010年に横浜市立大学大学院医学研究科救急医学 初代教授、2016年に東京大学大学院医学系研究科 救急科学の教授に就任。救急医学の専門家として、国内外の災害医療に携わってきた経験を持つ。

14歳の世渡り術 いのちを救う災害時医療（いりょう）

2019年12月20日　初版印刷
2019年12月30日　初版発行

著　者　森村尚登

編集協力　松井知恵
ブックデザイン　高木善彦

発行者　小野寺優
発行所　株式会社河出書房新社
〒151-0051　東京都渋谷区千駄ヶ谷2-32-2
電話　(03)3404-8611(編集)／(03)3404-1201(営業)
http://www.kawade.co.jp/

印刷　凸版印刷株式会社
製本　加藤製本株式会社

Printed in Japan
ISBN978-4-309-61720-6